任性出版

# 睡·覺

從改變身體到掌控環境，**從入睡到覺醒**，
讓睡眠成為可控制的行為，不用吃藥，睡出高效率。



正安康健創始人、正安自在睡覺創始人
**梁冬** ◎著

# 目錄

CONTENTS

推薦序一

# 長期依賴安眠藥物，無法治本，中醫幫你解決問題

中西醫專科名醫、義守大學學士後中醫學系講座教授／陳旺全

入睡困難、長期失眠、睡眠障礙等問題，一直困擾著人們，根據相關研究指出，約有高達三分之一的人口曾有失眠問題，且女性比例更勝男性。

失眠原因不乏有壓力、情感、工作、課業、焦慮、疾病、過敏、飲食等，長期下來會導致脫髮、記憶衰退、心緒不定、易怒暴躁、免疫失調、心腦疾病等問題，不容小覷。

睡眠是促成長壽健康的關鍵因素，人熟睡，人體「氣」會蘊藏體內，並修復日間活動而耗損的臟器，使其回到良好狀態，以應付翌日的各種挑戰，若未能獲得充足睡眠，隔日各種表現必將受到影響。

一般建議，人要有八小時的連續睡眠時間，且盡量在晚上十一點前入眠，但對競爭激烈的職場工作者，以及有課業壓力沉重的學子而言，早睡或擁有充足睡眠，似乎成為奢侈的事情。因此，若無法達到睡眠的「量」，便要好好把握睡眠的「質」，確保在有限的時間裡，保持深度睡眠，也就是睡好覺。

入睡前應減少外界干預，包括使用 3C 產品、燈光聲響等干擾，亦不宜進食或從事燒腦的工作。

中醫理論認為，睡前飲食傷脾胃，不利入眠，而處於飢餓亦會降低睡眠品質，因此，晚餐八分飽即足，並建議在入睡前四小時用畢。當然，若有呼吸中止症等問題，不僅無法達到深度睡眠，更會引發窒息等嚴重後果，需要盡快就醫治療；此外，身體有陰虛狀態，會在睡眠過程中盜汗乍醒，需要透過中醫診斷調理，並施以針灸，以及諸如酸棗仁、柏子仁、夜交藤、遠志、合歡皮等養氣安神的中藥，應可獲得改善。每個人的體質不同，需要透過個別化的中醫精準診療，才能確保診斷正確、用藥安全，因此，民眾若有醫療需求，仍應循正當管道找中醫師治療。

長期依賴安眠藥物，無法治本，如果想了解失眠問題、不靠藥物入睡，筆者推薦任性出版社發行的《睡·覺》，本書作者梁冬，是正安康健創始人、正安自在睡覺創始人，他根據多年研究睡眠的經驗，逐層剖析失眠症結點，深信能成為失眠者重拾夢鄉！值茲寶書付梓前夕，爰鄭重推薦！

推薦序二

# 改善內外環境，就能改善睡眠品質

《養氣》作者、右東中醫診所負責人／高堯楷

一開始，任性出版邀請我為《睡．覺》寫推薦序時，我便很有興趣，因為我曾就讀於臺灣國立陽明交通大學腦科學研究所，長期接觸睡眠相關的討論研究，我挺有興趣看看別人怎麼思考睡覺這件事。

作者梁冬有相當深厚的中醫底子，也樂於用現代科技與儀器檢驗，在實務當中尋找答案，比如說觀察紅血球的凝結程度與顏色等。

我研究氣功約十五、六年，這本書提到一個重點，就是老道士的打坐方法，坐完以後你要深呼吸讓小腹緊縮，一般人比較不會注意這個小動作，該動作除了氣聚丹田以外，也可以讓你的筋膜能與骨盆腔貼緊，在傳統武術上，這是很重要的動作。

從書中作者提到的細節當中，可以體會到作者許多細膩的觀察之處。所以我一邊欣賞這本書的韻味與巧妙，一邊開心的寫推薦序，因為我又多分享一本好書給自己與讀者。

睡眠呼吸中止症在現代已經衍變成許多醫學專家想突破的領域，目前並沒有很簡便的治療方式，大多採用矯正牙齒、訓練舌頭肌耐力，或使用呼吸器等。但我認為書中的其中一個方式可行性很高，就是訓練閉氣與深呼吸，讓身體有足夠的時間讓氧氣在體內反應變化，我有許多患者也跟我分享此法的可行性。

最後回到書中一開始的重點，舒曼波的特性。

由於舒曼波的頻率剛好介於人放鬆與睡眠之間，在許多氣功與睡眠的研究當中，都認為此波有益於儲存人體體能與改善睡眠品質。相對的，只要可以讓我們頭皮可以放鬆，也可以提升睡眠品質。

書中強調自己心念與睡眠的關係性。

有時候睡眠不好往往都與環境的壓力有關係，像是解不開自己心中的結、答案想不出來、壓力沒有突破點……我在臨床中，往往都是給患者以下建議：失去現在的，唯一的原因是因為即將迎來更好的。這個信念不只幫助我自己在許多挫折當中充滿勇氣，也幫助許多患者遇到問題困難時，有了新的思維方向。生活不見得處處能放下，卻可以時時充滿對未來光明的信任。

在這邊很誠摯的將這本書推薦給大家，這是一本很細膩、充滿豐富人生經驗的書。

導論

# 入睡與覺醒——即將成爲一種產業

一九五二年，德國物理學家舒曼（Winfried Otto Schumann）提出一個假設：地球表面和大氣電離層之間，剛好可以形成一個共振腔（按：指特定波長的波在長度固定的腔體內共振），這個腔體裡存在各類震動頻波、電波，有些波會發生共振，從而持續存在。這個波從一個地點出發，繞地球一周後又回到同一個地方，仍會與出發時的波保持一個步調。

人們在一九六〇年代實際觀察到這種波，並以提出者的名字來命名，叫它「舒曼波」，此類共振就叫「舒曼共振」。

這個共振的頻率主要取決於地球大小，所以有人把它比喻為「地球的心跳」。舒曼波的波長正相當於地球圓周，換算成頻率，大約八赫茲（七・八赫茲至八赫茲，特殊情況會遠高於這個頻率）。

這個頻率，剛好和人類淺眠時大腦的α波頻率一致。

α波，也就是所謂的安靜時腦波。當你閉上眼睛，安靜下來，做到放鬆而專注，等於把自己調成了α狀態，此時的腦波頻率可與舒曼波共振。一個覆蓋全球區域的波，和我們小小顱腔內的波共振，這是否讓你想到了什麼？

約十年前的某天，我與諾基亞公司的一位高階管理人員吃飯時，聽說諾基亞推出了一款無線充電設備。現在很多手機都支持無線充電，但其實諾基亞很早就有了。只要兩個設備能同頻共振，就可以充電了。

這在當時啟發了我的一個關於睡眠的猜想，稍後再具體說。

在多數狀況下，大腦產生的腦電波並沒有那麼低頻，通常為十四至四十赫茲。在該波段，人會處於消耗更多精力、體力的應激狀態（按：指生物受到刺激後，馬上做出反應，以適應這個刺激變化的環境），雖然有助於集中注意力，但這也是為什麼壓力和焦慮成了人類常態的重要因素。

無論對於你的腦還是你的心，舒曼頻率可能都是有益睡眠的強大的頻率，因為它與α

波的下限和$\theta$波（四至八赫茲）的上限狀態基本相符。除了增加顱內血流量水準之外，這一頻率被認為與催眠、暗示、冥想以及增進人類生長激素水準有關，可能是生命產生之初最常見的原始環境頻率。

舒曼頻率一提出來，隱約呼應了中國道家一貫重視的「氣」，因為道家對氣的體驗和陳述，與舒曼頻率恰相符合。修道者所說的「練氣」或「擷取天地正氣」，與將舒曼波引入體內，聽起來何其相似。因此，是否可以推測，所謂的練氣，就是通過各種系統方法，高效的讓自己進入$\alpha$狀態，更好的與舒曼波共振？

抵達這種狀態，當然不只一種途徑。

二〇一七年，我去尼泊爾採訪了據說是世界上最快樂的人——著名的開心禪大師、修行者明就仁波切。他曾經在美國被請到一間科學實驗室，很多美國的重要學府在這個實驗室開展了關於快樂的研究。研究內容如下：

人的快樂指數，能透過測量大腦中左前額葉區域的腦波來測算，在正常情況下，腦波有一個指數，而人感到非常愉快時，比如贏錢或性高潮，這個快樂指數就會發生變化。

在研究過程中，明就仁波切處於禪定狀態時，這個指數一下子躍升了七〇〇%，使得科學家們以為儀器出問題。可以說，那是一種極其快樂的、大部分人類從來沒有體驗過的狀態。

我們不僅能在明就仁波切那裡觀察到這種情形，事實上，當修行者或祈禱者凝神靜慮，將注意力集中在某段經文、祈禱文或咒語、某一聲音、圖像上，全身處於放鬆寧靜又清明專注的狀態時，即與所謂氣功態或α狀態非常接近了，也就是處在易於接收舒曼波的狀態。

那麼，這些與睡眠有什麼關係呢？

## 關於睡眠的兩個猜想

從十年前開始，我慢慢有了一些關於睡眠的猜想。

迄今為止，還沒有人充分證明過這些猜想，它們沒有嚴格的科學依據，完全基於我個人的觀察。

讓我們從一個問題開始：當你躺著時，睡著和沒睡著，為什麼有這麼大的不同？

用簡單的物理學來說，假設你晚上一動不動的躺在床上，因為沒有產生位移，所以就算你想著某些事，消耗的能量可能不比白天多；如果你睡著了，哪怕做夢，腦子也在運轉。為什麼睡覺就舒服很多？甚至有時你只睡五分鐘，就感覺精力充沛。

這說明一件事：**如果人體是一輛車，那麼睡覺，不是把車開進停車場，而是把車開到加油站。**就像即使手機關機，要是不充電，隔天還是很快沒電。但是關了手機之後去充電，電量就增加了。

所以我的第一個猜想是：睡眠一定包含「加法」。可是沒有吃喝，甚至晚上睡覺還會出汗，多少有點耗能。那麼，到底加了什麼呢？

有一種觀點說，因為睡眠時，有些臟器持續生產熱量，熱量儲存起來就變成了能量。但這種假設並不能解釋，在沒有入睡的情況下，即使不動、不思考，還是會覺得疲憊。為什麼即使只睡五分鐘，就可以迅速給自己充電？

我後來想到《道德經》上的一句話：「負陰而抱陽，沖氣以為和。」意思是人需要沖氣。氣來自天地。天地之間有氣灌到身體裡，聽起來有點荒誕，如果第一次聽到這個理論，你會覺得這是巫術不科學。但是如果它不是氣，而是另外的東西呢？比如前面提到的舒曼波。

我們還可以舉別的例子。

除了前面提及的手機無線充電技術，前段時間還有一種傳聞，我一直期待，但沒有出現：有種裝置可以跟 5G 或 Wi-Fi 的某些頻段共振，只要上網就能充電。這是典型的借助共振充電的原理。

這個在實體層面經常發生，甚至兩個人之間也是，如果他們之間共振，就互相給力。這種共振能把一個人從天津拉到北京南站，我前同事的女友常常從天津乘高鐵到北京南站，而他從海淀跑到南站去約會。兩個人見面，吃頓飯、聊聊天，聊完又各自回去了。這樣很累，是什麼讓他們甘之如飴？因為他們要交流，彼此有很多話想說，所以思想上有共振，而共振能交換能量。

在物理學中已經證明，能量傳遞都是透過共振進行的。道家的沖氣和手機的無線充電給我的這個啟發，成為我提出睡眠猜想的原因。

人處在睡眠狀態時，其腦波頻率與清醒狀態不同。我認為，也許只有切換到這個頻率時，才能跟清醒時不能共振的頻率進行共振。不管是磁場、電磁場或是其他。

所以，除了攝取食物的通道，人體可能還有另外的精神能量輸入通道，類似舒曼共振，這個通道以無線的形式實現，可能跟地球磁場有關。我們深度睡眠時，腦波為〇．一至四赫茲，比清醒時低很多，更接近地磁頻率。就像我們把收音機調頻從一〇六．九赫茲調到一〇一．二赫茲，進入新的調頻，收到了新的節目一樣。

我一直覺得應該有一個設備，可以透過調整身體頻率來實現快速充電。前段時間我看到俄羅斯的一個設備，就是用這種調頻的方法，讓人迅速進入睡眠狀態。

既然手機可以做到充電五分鐘，通話兩小時，那麼，我們能否讓人體也實現快充？如果可以，那就是一個偉大的事情，以後床就變成充電器，人躺在上面，用最快的速度得到充足的氧、與睡眠階段腦波相匹配的生物磁場、生物電，精神因此充沛。

這個理論只是我的猜想，一旦可行，將會徹底改變人類的生活。

既然腦波是一系列的波，那腦機介面（按：人或動物腦與外部裝置之間建立的直接連接通路）已經呼之欲出了。特斯拉執行長伊隆·馬斯克（Elon Reeve Musk）之前宣布，他們已經在老鼠身上實現了腦機介面。

我第二個猜想是：若是這樣的話，睡眠就像一個與各種頻率相關的能量整理、補充過程，除了補充能量之外，從技術上來說，還可以充資訊。換言之，我們以前的冥想、打坐，可以變成固定頻率充進腦子裡。

這時候，知識也可以上傳了。如果知識能上傳，就可以在其中攜帶私人財貨，誰擁有上傳能力，誰就可以把私人財貨寫在裡面。我在百度工作時，曾經有協力廠商商家跟我說，如果百度公司出錢，就可以讓百度應用程式的一些個案進入電腦考試提綱。我們當然沒接受，後來發現這個商家其實是騙子。

但技術上來說，如果有一些知識和意識形態、價值觀，以腦機介面上傳的方式直接灌進去，那些被灌輸者是毫無抵抗力的。而擁有上傳能力的人，就可以制定出具有特定價值觀的人群，比如多少人是藝術家，多少人是運動員……理論上來說，這個技術有可行性。

如果可以透過腦機介面上傳，或許也可以下載，例如下載夢境。那麼，我們就可以借助這個工具，來看待真正原始的夢是什麼，但也有可能，以後你根本就沒辦法做自己的夢。你每天做夢的時間都被各種教材、知識填滿。現在小孩從出生到大學要學的所有東西，甚至更多額外的東西，都在你做夢的時候完成上傳。

如果你還有餘力，可以把你的意識聯網，變成「夢聯網」。而如果夢聯網可行，那麼我們就直接在夢裡面完成對接、交流，還可以打牌，甚至在夢裡直接完成支付，一個念頭把錢就給你了。未來的駭客不是潛入電腦，而是直接進入人腦。從你的帳戶中偷走錢，還要刪除你的記憶，這麼一來，你就不記得曾經有過這些錢。不知這時區塊鏈的接入，能否避免這種作弊行為。

還可以進一步推論，如果實現夢聯網，那麼養老產業就會徹底改變。我們現在還跑到日本去學習照護，如怎麼讓老年人自己鍛鍊，提升老年人生活品質……到時候根本就不需要了，人們老的時候，很可能因為護理成本太高，所以一堆老爺爺、老太太全部泡在營養液裡面，然後透過介面，讓他們的意識跑出去，該唱歌就唱歌，該跳舞就跳舞，只要不違反法律，怎麼高興怎麼來，但是軀體得一直靠營養液維持。這樣就沒有物理空間的搬運，也不需要照顧，你臟器好不好無所謂，反正每個臟器都可以換。那個時候既是永生又是永死，差別就是你還有沒有續費的能力。那時人分成兩種，有能力泡在裡面，和只能在外面巡邏、搬營養液。

雖然這些是腦洞大開的事情，但我認為，可能最終只有這樣去處理這個問題，養老才不再是問題，只是還需不需要這樣處理而已。教育、廣告、金融、養老、娛樂、遊戲……方生方死，方死方生，色不異空，空不異色，真實就是虛幻，虛幻就是真實。我這些年研究睡眠，最後得出一個結論，跟佛經講的一樣：「一切有為法，如夢幻泡影，如露亦如電，應作如是觀。」一切有為法，是指一切你看到有意義的事情、有價值的東西，都只不過是一堆生物電的交換。

我認為，**睡覺最後會成為一個產業，所有產業都同它連接。**所以，現代人花點時間學習一些佛學知識是有益的，可以幫助他們提前看見這個趨勢。那麼，有意思的事情就來了：為什麼釋迦牟尼佛可以僅僅靠自己的想像，個人的參悟、體悟、體證，在那麼多年前就如此清晰的描述出這個場景？

我建議，有時間可以去南京牛首山佛頂宮，參拜佛頂骨舍利。我看到那塊舍利時，不由自主產生一個很有意思的想法：在這塊骨頭下的那個大腦裡面，就蘊含著這個宇宙非常重要的祕密。而一個人僅僅透過大腦和身體，就能了解世界，這難道本身不就是這個世界最大的奇跡嗎？

我必須聲明，上述僅是我的猜想，猜想無分對錯，重點是大膽假設，小心求證。

## 練習睡眠，就是預演人生

採訪明就仁波切時，我問他如何看待睡覺與快樂的關係？他回答，在睡眠的過程中，**如果你最終能有意識的讓睡眠變成可控制的行為，實現在夢裡都是快樂的狀態，那麼你會產生一種快樂的終極能力**。反過來看，如果把控制睡眠的能力擴展到白天的時段，慢慢練習，這份能力就會漸漸成為習慣。

佛教有一說是「人生大夢三萬天」，認為人一生經歷三萬多天，其實也是在更高維度上的一場大夢。

在美國科幻電影《全面啟動》裡，如何判斷一個人是否在夢中，有一個很重要的指標：如果你發覺自己不知道怎麼來到這個環境中，那麼你就是在做夢。這句話擴展到時間中也一樣。當我們將人生放在超過這三萬天的時段裡，或一百萬年的時間長河中時，我們都不知道自己如何來到這個世界上。

所以，佛教以及其他追求終極智慧的信仰，都有一種討論——他們認為，人的一生，是在另外一個維度上發生的一場大夢。

透過練習睡覺，我們可以擴展出練習睡得更好的能力，繼而練習在人生中變得更好的能力。當然，對於更有追求的人來說，就像明代思想家王陽明說的知行合一，要在內在真正相信你想成為的那個人，你才能成為那個人。

## 在睡眠中預演得越真實，越有可能迅速實現

我有段時間同時做娛樂節目和新聞節目的主播，晚上主持《相聚鳳凰臺》，早上主持《鳳凰早班車》，那時候人格極其分裂。主持期間，我常常收到很多公關公司的傳真，寫著想邀請鳳凰衛視的記者去採訪他們公司上市的新聞。這些傳真都如出一轍，文字風格幾

乎一樣，雖然來自不同的財經公關公司，卻讓我認為做一家公司上市的公關好像沒有那麼困難。

我那時候還很窮，沒有錢買直通車票，每次從廣州到香港都要坐車到深圳的羅湖口岸過關，再從羅湖口岸坐車回到我在香港居住的地方。有一天，我在羅湖買了一本書《創業板上市指南》，講的是在香港創業板和美國納斯達克上市的諸多注意事項。我看完後產生一種幻覺：如果我有機會能操作一家公司上市，負責它上市過程中的市場及行銷工作的話，就太有意思了。

對於一個娛樂節目主持人來說，這只是一個奇妙的幻想，但沒有人能阻擋一個普通人的夢想。在那段時間裡，我經常在心裡反覆設想，如果給我一家網站，讓我去操作上市的話，我會做哪些事情，該如何撰寫文案，如何設計招股說明書，如何安排上市初、上市中和上市後的公關活動……。

我在內心裡面演練了半年之後，某天在一個去往旅遊景點的遊覽車上，我邂逅百度創辦人李彥宏，我跟他聊了五分鐘，講了我想做的東西，結果兩個星期後，他找到我，問：「你有沒有興趣加入百度公司？」

我有點恐懼。因為對於一個娛樂節目主持人，這是一件非常誇張的事情：不是負責娛樂，而是負責公司的市場行銷。後來我知道這個公司就要上市了，我進去就是為了上市做傳播。我才發現一個人的夢想，如果已經在內在全部準備好的話，夢想就會實現。於是我加入了百度公司。

第一次開高階管理人員會時，坦白的說，我非常恐懼，因為他們用英文開會。當他們說著ＲＯＥ（股東權益報酬率）、ＲＯＩ（投資報酬率）、Ｐ２Ｐ（點對點）、Ｐ４Ｐ（Ｐ２Ｐ技術的升級版），我只能裝作鎮定。

我求助朋友們，問他們我該怎麼辦。一位香港朋友送我一本書，講雷根如何成為美國最偉大的總統。其實，雷根剛開始根本不知道如何做一個總統，因為在當總統之前，他在美國是一個三流演員。但是，他的優點是能演一個活靈活現的總統。於是他無論是在電視上還是其他場合，都演得很像一個人們心目當中美國總統的樣子，後來雷根被評為美國歷史上最偉大的總統之一。

這本書給了我很大的勇氣。我嘗試透過內在，像演員去演一個角色一樣，完成了自己在百度公司近三年的副總裁「真人秀」。當然，在這個過程中，也越演越順手，越演越投入，漸漸才知道，原來，這樣就是做副總裁了。

再後來，真人秀的夢醒了，我離開了百度公司。

在這個真人秀裡，百度公司正式去美國上市。坦白說，雖然一開始我在心中想了很多遍，但還是不知道如何真正讓百度赴美上市，因為從來沒有做過。於是我在公司申請了一個會議室，在牆上貼滿了《時代》、《商業週刊》、《二十一世紀經濟報》、《經濟觀察報》、《財經》、《三聯生活週刊》，想像這些報刊將會以什麼方式寫百度的故事。我找了三個從這些媒體出來的人，開始試著按照他們的方式撰寫報導的文章，然後把這些文章和圖片貼滿了會議室的牆。

後來，百度上市了。這些媒體的報導，果然如我們想像的那樣，幾乎沒有差別。上市那天，我突然有種奇怪的感覺，一個從沒接受過任何上市公關培訓的人，居然領導了百度的上市過程，而且就像我曾經想像的那樣。

中國書法家任法融曾贈我四個字：「為而不爭」。我以前認為其意思是，去做，而不去爭搶。後來，結合這次上市的經歷才明白，這四個字的真正意思是，我們要先「內在成為」，然後就不需要去爭了。

離開百度後，我在一個美國學術八卦雜誌上看到了一個故事：一個美國導演觀察了後來真正成為巨星的人，發現在他們還沒有打響知名度前，內在已經認為自己是巨星了，只不過後來才被別人認知到而已。

這件事給了我巨大的啟發——原來我們之所以能夠成為誰，不完全是做出來的，而是一早就在我們內心中，已經完全搭建完成了（儘管這是個猜想）。《全面啟動》裡面有個築夢師，她的工作就是編織夢的場景：街道、茶杯、茶墊、地毯、空間，甚至是味道、重量感，看見的、聽到的、聞到的、品嘗的……在這些認知基礎上構建一個夢的場景。在這個場景中，也不知道夢裡面什麼是真的，什麼是假的。

在這樣的過程中，我更加體會到睡覺是如此重要，它實際上是人生的總結和預演。從本質上來說，人的夢想就是人在清醒狀態下，也可以構建一個內在關於自己的生存狀態、生命狀態的情景。這個情景越真實，越有可能迅速到來。

## 睡眠中構建的場景，決定了你的人生視角

當我們理解這些東西之後，再去看之前暢銷書《祕密》（*The Secret*），就會發現，所謂的吸引力法則，就是你在意識裡已構建一個意識雷達，你所看到的一切，都是意識雷達捕捉到的東西。

我們以為那是我們吸引來的，其實不然。實際的情況是世界上什麼都有，但是當你的

意識雷達擁有一個這樣的夾角時，你捕捉到的東西，就構成了你看到的世界，你就以為這就是世界本身。就像一個買了名牌包的人，發現全世界的人都買了同一款名牌包；一個對世界充滿憤恨的人，就覺得每件事情都足以引起憤恨一樣。

所以我猜想，一個人的內在當中，不管是白日夢、深度睡眠，或是睡眠過程半睡半醒的階段，都適合構建不同的場景，這些場景連貫在一起，就構成了一個所謂的內在世界對於你生命的認知。它包括物理、心理，還有情緒；包括對某事的看法，及價值觀的判斷。這使得我們可以從不同的角度，來解讀同一件事情，甚至產生完全不同的生命體驗。

我曾在我的太安私塾裡，做過一次類似精神分析心理療法的遊戲，我請了一位同學講述他的人生故事。講著講著，他開始哽咽，說他童年時，父親因工作常年不在家，所以他大部分時間跟著母親生活，經常被人欺負。他因此認為他現在所有生活的不如意、內心受到的傷害和童年陰影，都和童年時父親缺席有關。他越講越傷心，最後嚎啕大哭。

然後，另一位同學卻發表了不同的看法。他說他小時候比這位同學還要慘，不僅父親常年不在家，還有一位常年臥病在床、眼睛看不見的外婆。但是，他不僅沒有覺得沮喪，反而很享受這種家庭狀態。他認為正是因為父親不在家，沒有束縛，反而可以將大部分時間都來學自己真正喜歡的東西。也正是因為這個原因，後來他考上了清華大學，成了一名真正的學霸。

更加令他感到高興的，是因為外婆每個月收到工資時，都會讓他打開裝有工資的信封，讓自己告訴她工資的金額，外婆再隨機摸出裡面的一張紙鈔作為回報送給他——有時紙鈔面額是信封裡最大的一張。

他說：「在內心裡面，我多麼享受有一個不回家的父親！我多麼喜歡擁有一個看不見的外婆！」這位同學後來總結：「世界是怎麼樣，並不重要，父親回不回家也沒那麼重要，重要的是你處在這個環境裡面的視角，你戴了什麼樣的有色眼鏡，直接決定了你對人生有著什麼樣的看法。」

這位學生真的享受其中，後來甚至成為一名能夠幫助別人走出困境的人。他的方法就是告訴大家，不要去做精神分析，你所有的童年陰影都是狗屁，因為你的世界觀錯了，只要你學會改變你的視角，重新戴上一副新的有色眼鏡，人生所有的悲劇都會變成喜劇。

## 學會和你的睡眠週期對話

我曾經很長一段時間處於失眠狀態，症狀就是經常早醒，凌晨四、五點就會醒了。我查很多中醫書籍，了解到人體在凌晨三至五點時，氣血走肺經，我很怕自己的肺會生病，常年恐懼。

後來一個與我有著相同睡眠問題的朋友告訴我，他針對這個問題做了一個催眠，在催眠師的幫助下，他看到了他的前世（可能是他的想像。我並不認為所謂的前世今生有科學依據，但是我願意聽他的故事），發現自己的上一輩子是個和尚，每天早上四點都要起來做早課，他之所以這輩子每天早醒，只不過是把上輩子的習慣帶到了這一世。這個解釋一下子讓他對生活充滿了信心。

雖然我懷疑前世的真實性，但是我朋友相信，而且他很享受這件事。可我沒有被催眠的經驗，也沒有透過催眠看到自己的前世是個道士，那麼我該怎麼解釋自己的早醒現象？

後來，我找到了一本書，專門講睡眠節律。這本書的主要觀點是人有時候會提前醒來，是因為人們在睡眠當中，尤其是深度睡眠的時候，被鬧鐘叫醒是一件非常痛苦的事情，相信每個人都有這樣的經歷。於是，大腦有了這樣的一個機制：在上一個睡眠節律週期結束後，進入新的睡眠節律週期之前醒來，其實就像火車停靠站一樣，為了避免在下一次深度睡眠時被鬧鐘叫醒的痛苦，大腦會在前一個睡眠節律週期結束的時候提前醒來。

我當年主持《鳳凰早班車》時，需要在每天早上五點之前起床，經常被鬧鐘叫醒，非常痛苦，身心焦慮，很不舒服。我突然意識到，原來我每天在四點左右醒來，是大腦對我身心的保護，目的就是為了不讓自己被五點的鬧鐘叫醒。

於是我練習做了一個心理暗示：閉著眼睛想像一個全息（按：反映物體在整個空間裡的全部訊息）的電影投影幕，上面有一個人，代表了當年剛剛開始睡不著覺的自己。然後喊一聲「停」，將畫面定格在這裡。這個小夥子是過去的我，他一定會非常相信現在的我，因為現在的我非常了解他，知道他將來會發生的事情，而且足夠愛他。

於是，我告訴這個畫面上的小夥子：「嗨，年輕人，你當時雖然很苦，但是只要再過幾年，你就不需要每天早上五點起床啦！所以，請你的大腦放鬆這根弦，取消這個定時開關，你已經可以不用再那麼早醒來了！」

當我做過幾次這樣的心理暗示練習之後，我真的不再早醒了。反而伴隨著一系列奇怪的事情——我每天夢見我在鳳凰衛視的工作場景，夢到了很多當時的工作細節，甚至，能清楚的夢到我已經忘記的去演播室路上的地毯顏色，。我以為自己已經忘記了，原來在夢裡面非常清楚的記得。

其實，我們的夢一直在，我們曾經記過的事情一直都在。這件事情讓我更深入的思考，到底睡眠在我們的生命當中意味著什麼？我們該如何睡覺，如何睡得更好？

## 睡眠，能夠喚起生命中更多記憶

有一天中午，我和節目主持人吳伯凡喝酒，喝得很高興。於是，我難得在一個星期六的下午四點多，拉上窗簾然後呼呼入睡，睡得很沉。在那次睡眠當中我清楚的夢見了自己正在看電視，電視裡面是一個紐約街頭的小屁孩在講俚語。關鍵是電視畫面下方有一行字幕，清楚打出這個小孩說的話。當時夢中的我想著：「他英語不錯啊！」關鍵是，我居然聽懂了。最奇妙的是，其實很多單詞是我並不認識。

我清楚記得這個夢。坦白說，我不具備這樣的英語水準，能清楚記得每個單詞，不光知道發音，而且記得畫面中每一個單詞拼出來的樣子。我一直很困惑這件事情，我懷疑自己當時靈魂出竅了，甚至懷疑宇宙存在著平行空間，或者有若干個自己……。

為此，我特意還原了一次喝酒的場景，又拉了老吳在中午喝酒，此外還邀請了中國當代作家馮唐。之所以邀請他，是因為他有智慧、學過醫。喝酒時，我把這個故事講給馮唐聽，問他怎麼看。馮唐說，有一種可能是你以前讀過這個單詞，甚至在看某個美劇的時候學過，只是你自己以為忘了，但是實際上你是會的。

如果馮唐的說法成立的話，那這件事情就會很有意思了，有可能我們能喚醒的記憶，或者我們能知道的東西，遠比自己所認為的要多得多。

## 人類的記憶，能否透過睡眠來世代相傳？

再進一步推演下去，就變成另外一個更有趣的話題了。

之後，我採訪華大基因研究中心的CEO尹燁，他既是一位創業者，也是位科普作家。他說，根據他們對DNA的研究發現，一個人的記憶是可以透過DNA遺傳的。比如那些目睹過九一一（按：發生在美國的一系列自殺式恐怖襲擊事件）的人，他們的孩子都會莫名其妙的恐懼。

他們用白老鼠做了很多實驗，比如一隻白老鼠受過電擊的刺激，而這隻白老鼠生的孩子沒有被電擊過。但是只要接近電擊裝置，它的孩子乃至孫輩也會產生恐懼感。而沒有被電擊過的白老鼠的孩子們，就沒有這種恐懼感，所以他說我們的記憶有可能被燒錄在DNA裡面，從而被遺傳下去。

這就是我所說的那個更有趣的話題：記憶能否被遺傳？比如，你怎麼知道你的祖先沒用毛筆抄過《金剛經》呢？別的不一定抄過，不過高機率抄過《金剛經》、《道德經》或者《心經》。比如，我原來完全不會寫毛筆字，也沒有長時間練習，可是突然有一天就會寫毛筆字了，而且寫得似乎還可以。經過我們的觀察，很多會寫毛筆字的人，他寫字這項技能並不是練習獲得的，是一夜之間獲得的。

對此，我還有一個更有意思的經歷。我很早就認識了高山大學的創始人文廚。一九九九年，他拉我去打高爾夫球，但我一直打不好，開球都是用鐵杆開的，用木杆都開不起來。結果在二〇一五年的某天，我在夢到自己打木杆的感覺——慢慢起杆，畫了一個漂亮的弧形，然後用木杆擊球出去，打了一個非常遠、非常直的一號木。

第二天早上醒來之後，雖然我已經很久沒有打球了，但還是趕緊找了一個朋友跟我一起去打。沒想到我完全復刻了夢裡打木杆的方法，從此之後我的木杆就變得很好了。也許因為我身體的內在，可能曾經有一次擊過一號木，也許碰巧擊過的那感覺回來了，這個感覺如此清晰的被身體記住了，以至於我再後來就直接擁有了這項打木杆的能力。

## 睡覺，不僅僅是睡，更重要是醒

這一系列的故事，促使我在五年前開始做睡眠的專科研究，後來做慕思品牌顧問，提出了「眼、耳、鼻、舌、身、意」的六根睡眠系統概念。再後來跟電臺「喜馬拉雅」合作與睡眠相關的話題，開始做與睡眠有關的書，如《梁注莊子》、《睡睡平安》，再到正安睡力鋪、睡眠專科診所，直至走到現在。

我發現，**原來睡覺這件事情不僅僅是睡，更重要的是喚醒。睡覺有兩個功能：遺忘跟喚醒**。我曾經在紀錄片《生命覺者》裡，採訪臺灣前監察院院長陳履安。他在臺灣從事教育和科技管理，退休之後，主要在臺灣推廣「覺性教育」。採訪中，我問他：「什麼叫睡覺？」他說：「我們都把睡覺唸錯了，睡覺應該唸睡覺（音同決）。既是睡，又是覺。」

他說，人的修行，如果在靜中打坐修十分，這個習慣，在動中你只能留一分；動中修十分，夢中只能留一分；在夢中修十分，死前能得一分。很多人恐懼死亡，這個恐懼是因為你習慣於恐懼，是因為看別人都很恐懼，也是因為我們沒有過這樣的經歷而恐懼。

如果一個人能在睡夢當中碰見各種各樣的惡魔、做各種各樣的惡夢時，告訴自己這只是個夢；如果他擁有將惡夢改成好夢的能力，也就是說，能將夢裡的劇情根據自己的想像變得很歡樂，那為什麼不用自己的腦力和心力，重塑和改造現實世界這個更大的夢？

這種能力可以透過練習習得，就像正念冥想一樣。我們可以像練習肱二頭肌那樣，練習我們的意識。

這就是王陽明在知行合一裡面最重要的一個方法，真正的知行合一是知到極處便是行，行到極處便是知，你真正不僅在道理上明白了，在全息上接受並且理解了，然後全然的構建完成，那麼在做這件事情時，就水到渠成。你有沒有做過都是次要，因為你所謂的「做過」，只不過是給了你一個在內在做過的經驗。

這就是為什麼很多人第一次做一件事情就能成功——他在內在已經構建完成了。比如李彥宏創辦的第一家公司，就取得了成功。

我在寫《相信中國》時，曾深度採訪過李彥宏先生，問他在創業之前做過哪些事情。他說他寫了本書叫《矽谷商戰》。他當時在《華爾街日報》做資訊管理員，工作內容就是將所有《華爾街日報》的文字輸入電腦，變成資料進行存儲和檢索。所以他有機會看到那麼多年以來，《華爾街日報》上記錄的所有公司的發展過程。

比如，他詳細了解蘋果公司怎麼發展起來，ＩＢＭ又是怎麼發展。所以他在創辦百度公司前，已經非常清楚的知道ＩＴ公司需要怎麼做才會成功，將來會經歷哪些事情，這個過程他已經在學習中內化完成了很多次，完成自我反覆運算。後來他創辦了百度公司，儘管後來這家公司遭到太多非議，但不可否認，它仍然是一家相當成功的公司。

在這個意義上，你所看到的這本書，不是一本普通的教你睡覺的書——當然這也是很重要的，因為你睡得好，才能有更健康的身體，可以更好迎接第二天，更能好好的享受生命。這有科學方法和工具，書中會和大家分享這些方法和工具。

更重要的是，我們必須意識到**睡覺本身的價值**。它是**我們生命當中最重要的一種技能和習慣**，用佛家的話來說，睡覺是我們證悟的最方便的法門。

**認真對待睡覺，可能是你這輩子最重要的事情之一，起碼是一切重要的事情之前應準備做好的事。**

TIPS

## 舒曼頻率，連接天地生命能量

德國聯邦最高學術機構普朗克研究院（Max-Planck Institutes，相當於臺灣的中央研究院）的行為生理學教授韋弗（R. Weaver）做過一項研究，他在地底下建立了一個完全遮罩磁場的地堡。然後他找一些學生志願者，並讓他們在這個密封的地堡裡生活四週。

在這段時間裡，韋弗教授發現，學生的晝夜生理節律偏離正常，且有情緒困擾和偏頭痛。考慮到他們年輕健康，本身沒有嚴重的健康問題，並非老年人或免疫系統受損的人，不應該會有這樣的狀況。

韋弗接著將舒曼共振頻率加入地堡的環境中，結果令人非常驚訝。短暫接觸七・八赫茲（他所遮罩的頻率）後，志願者的狀況穩定下來了。

這是《The Rescue》一書中記錄的案例。

如前所述，舒曼波的波長相當於地球圓周，換算成頻率約八赫茲（七・八至八赫茲），正好與大腦的 $\alpha$ 波頻率接近。

人只要閉眼處於安靜狀態，就會呈現出這 $\alpha$ 波，人體被調成 $\alpha$ 狀態時（閉眼＋放鬆＋專注）就剛好可與舒曼波共振。舒曼波是一種低頻波，可穿透任何物質，包括地面上的人在內。而我們每個人都相當於一個電網路，若經常受到舒曼波激勵，便可能產生諧振，等於經常在充電。

然而，人類大腦在正常狀況下，產生的腦電波為十四至四十赫茲。這個範圍值絕大部分是源於大腦左半球（理性思維），而正常情況下，大多數人的左腦比右腦發達，是掌管日常活動的中心。這也是為什麼壓力和焦慮成了人類的常態。

讓我們假設大腦的左右半球可以在八赫茲處彼此同步，那麼它們會更加和諧的共同工作並且產生最大的資訊流。換句話說，八赫茲頻率是我們大腦充分發揮潛力和啟動控制力的關鍵。

由此可見，舒曼頻率是使用於腦力開發中非常強大的頻率，因為它與$\alpha$波的低階段和$\theta$波的上限狀態相符。除了增加顱內血流量水準之外，這一頻率也與催眠、暗示、冥想以及增進人類生長激素水準有關。

舒曼頻率的提出，幾乎可用以說明中國道家或修行者一再強調的「氣」，因其對「氣」的體驗與陳述，與舒曼頻率符合。

# 第一章

# 氣不順：呼吸對睡眠的重要性

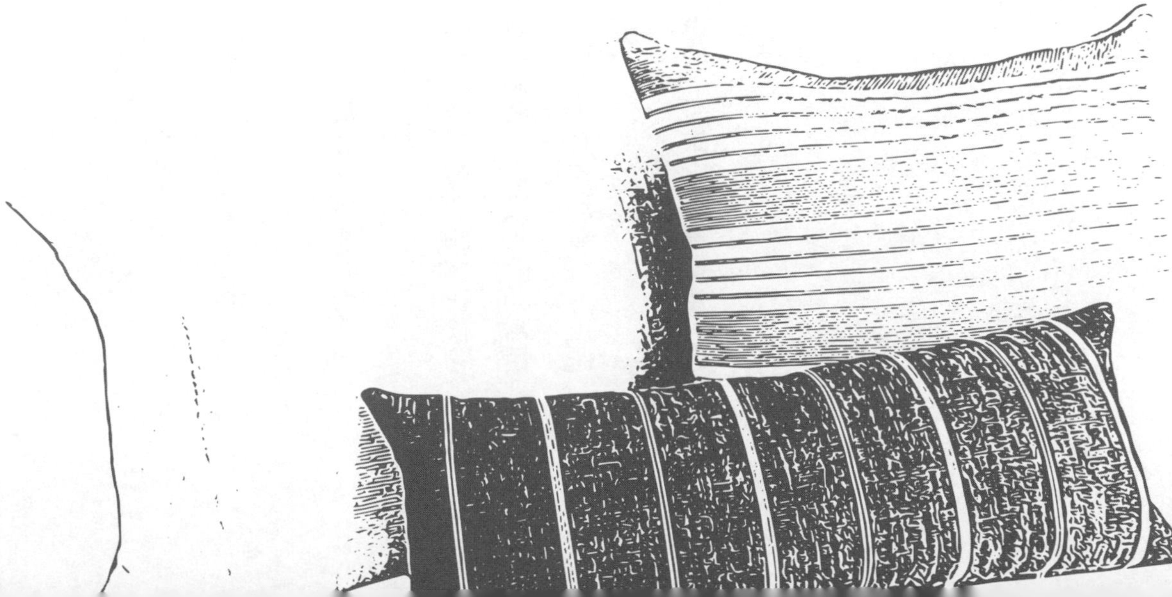

每個國家都有一個睡眠協會。

有一年，我在江蘇無錫市參加一個國際睡眠大會——全球睡眠協會的大會，學術水準很高——那次會議由我主持，我因此有機會觀察與會者的反應。

我發現一個很有意思的現象：來參會的都是各大醫院的耳鼻喉科醫生。我就很好奇為什麼會這樣。

許多人的睡眠都伴隨著呼吸中止症，當你去西醫診所做睡眠監測時，會監測你在夜間的腦波、睡眠節律、呼吸節律還有血氧濃度之間的關係，得到這幾個資料之後，能非常精準看到你在什麼時間出現呼吸暫停、血氧到了什麼程度，以及你的腦波什麼時候從深度睡眠裡突然變為淺睡眠，甚至短暫醒來。

大部分人拿到這個資料時，可以非常清楚的知道：原來我凌晨一、兩點睡得很差，老是翻來翻去的。

我們在研究睡眠的時候，就從呼吸這件事入手。

# 1 氣不順的三種誘因

不僅西醫在研究，幾乎所有的修行的法門，道家、儒家、佛家……全都在研究呼吸。大部分人很難控制睡夢時的呼吸，所以他們找到一種替代療法——在禪定、打坐的過程中，坐著控制呼吸。睡，本意並不是指躺著睡。躺著睡在中文裡叫「寐」。睡就是垂目，指坐著且眼瞼低垂。我發現幾乎所有的修行法門，都在研究人如何在身心放鬆的情況下，調整呼吸，讓它更深、長、勻、緩。

以前如果要做睡眠監測，必須去醫院，身上貼很多貼片。我也做過，甚至把那些設備弄到家裡，旁邊放一個像心律調節器一樣的東西，身上貼滿貼片然後檢測，彷彿在加護病房裡。

最近幾年出現很多可穿戴或非接觸式的小型設備，而且使用便捷。放在枕頭下或佩戴一個指環就可以監測人的睡眠狀況。

一些很簡單的設備的精度已經達到醫療級，可以觀察一個人睡眠呼吸的問題、連續血氧變化和睡眠節律的種種匹配關係，並發現這當中的正相關性是很高。於是我們就進行了一系列的拆解，有了一些有意思的發現。

## 誘因一：鼻炎

很多人的睡眠問題，是因為鼻炎。

以前我們有一個投資人，早年就掙到錢了。他沒生活壓力，把錢放在那裡做定期存款，也能活得很好；他還有很多愛好，喜歡打高爾夫球跟旅遊；人健康，愛情得意，兒子也長大了，按理說沒道理睡不好。後來我發現原來他睡不好的原因就是有鼻炎。

晚上，當他坐著時還尚且能努力的呼吸，一躺下放鬆後，鼻炎變得更加嚴重了。他常常在睡夢中被憋醒。

如果你很想睡又不願意醒時，就用夢替代自己醒來。因為在夢裡一個人可以奔跑、打架、憤怒，從而令自己血流加速，以彌補因呼吸困難而導致身體（包括大腦）缺氧。一般來說，這種人用了呼吸器之後，便能改善睡眠品質。但問題是，人用了呼吸器以後，就無法停用，走到哪得帶上一套。話說回來，什麼是鼻炎？

鼻炎是指鼻黏膜和黏膜下組織出現充血、腫脹、滲出、增生、萎縮或者壞死。在臨床上經常見到鼻塞、流鼻涕、鼻癢、陣發性噴嚏、鼻腔乾燥、鼻涕中帶血等症狀，還可能造成嗅覺功能下降，說話鼻音重、咽部不適、咳嗽等表現，晚上發作會影響睡眠狀態。

鼻炎導致的呼吸問題會引起很多額外連鎖反應，比如張嘴呼吸，容易蛀牙、口腔變形、未經過鼻腔過濾的汙染物質進入胃或呼吸道。如果呼吸代償行為（按：當一個部位有狀況，另一個部位來取代他的角色）運行效果差，還會帶來一些健康問題，若長期啟動代償行為，比如後面會說到的長期紅血球增加，會帶來相關血液問題。所以如有類似鼻炎的症狀，需要早診斷早治療。在接下來的篇章裡，我會詳細說明。

## 誘因二：鼻涕

後來我發現除了鼻炎之外，氣不順的第二個原因，是小時候鼻涕沒清乾淨。

深圳市中醫院專門治療鼻炎的高雪主任，講過一個有趣的臨床觀察：有很多人小時候鼻涕沒擤乾淨。絕大多數的人小時候都感冒過，父母也不懂，給孩子吃了感冒藥，以為控制症狀就沒事了。

結果出現一個問題：鼻涕沒擤乾淨，後來風乾就變成膠狀乃至於固體。它附著在呼吸道的內壁上，導致我們的鼻腔變得很窄。甚至還有一種情況，因為鼻和耳道相通，人躺下時鼻涕往後流，流到耳道裡，就可能發展成耳道炎。

我有個朋友的太太就得了耳道炎，因為她耳道受壓迫，很疼，醫生說要在耳膜上打孔，讓膿流出來才行。我朋友很愛老婆，捨不得讓老婆的耳膜打洞，於是找了各種方法。最後，居然在成都街頭找到一位民間老醫生，得到一種藥，說是滴進鼻孔之後就會流鼻涕，而那些從鼻腔到耳道裡的各種痰和膿都會化開，順著鼻涕流出來。

我朋友自己先試了一下，確認有效後才給老婆滴，他老婆耳朵裡的膿也就沒有了。其實她的問題就是鼻涕流到後面了，也就是躺下來之後受地心引力影響，鼻涕不是往前、往下流，而是往後流。所以很多人氣不順第二種原因是，小時候鼻涕沒擤乾淨形成的固體。

這很有意思。高雪主任說，當一個人感冒、受涼，或者出現其他的一些外界因素誘導時，其實身體裡飽含細菌，這些細菌需要吃一些東西，於是向你身體發出一些信號。結果，人就開始變成流鼻涕、鼻塞等諸如此類症狀，反覆發作。

這不是我的臨床經驗，所以我沒有深入研究這件事。但我覺得道理相通。高雪主任說，許多小孩得腸胃感冒，其實都是鼻涕沒擤乾淨導致的。所以她曾有段時間推薦一個有意思的治療方法——這在深圳中醫院很受歡迎，用一些黃蓮素的滴液，裝進輸液瓶般的容器，然後從其中一個鼻孔吸進去洗，從另外一個鼻孔由裡往外流。開始流的是清水，突然有一下會流出很大的一坨膠質物，很黏稠，就像周星馳在《喜劇之王》裡面抱著莫文蔚時，鼻涕流了一米多長，而且直晃蕩的那種晶狀體。

有很多人洗了一段時間之後才會洗出來。我本來不相信，也去洗過一次，結果從左邊鼻孔灌入滴液之後，右邊就開始流清水了，流著流著，滴液就把裡面的東西都消毒、化解，然後都沖了下來。這時我突然發現，呼吸時，感覺一口氣彷彿能吸到腹部。

很多人都忘了自己能吸很深的一口氣，以為只是習慣吸到嗓子眼。其實這是因呼吸道變狹窄、變堵塞，也是另一種形式的鼻炎。

## 誘因三：張嘴呼吸

有很多小孩子腺樣體（按：鼻咽後上壁的淋巴組織）肥大，可能與他的咀嚼方式有關。我們臨床發現，現在很多小孩子不像我們小時候吃硬的食物，例如甘蔗之類。很多家長把食物切細給孩子吃，讓孩子從小「吃軟」。孩子的咀嚼肌不發達會導致一個問題：腭部到咽部的肌肉沒有力量而容易塌陷。所以我們現在經常能聽到小孩子打鼾。

在我過去沒什麼聽過小孩子打鼾。而現在許多孩子都打鼾，打鼾就會做惡夢。這和很多大人一樣，我在後面的篇章會講，為什麼打鼾會導致做惡夢。

此外，孩子鼻腔裡的鼻涕沒洗乾淨，導致呼吸不順暢等幾個原因交雜在一起，也會導致他們睡覺時張嘴呼吸。張嘴呼吸就會造成另一個問題：因為口腔不像鼻腔有個過濾體系，所以吸進去的空氣更髒，產生更多痰。

所以很多小孩子居然像老年人一樣早上起來多痰，我們睡眠診所經常接診這樣的小孩子。而且張嘴呼吸還會讓牙齒往外長。嘴巴張開，牙齒外翻，顎骨形狀慢慢就會改變。

日本人發明一種小東西，它是個小膠布，睡覺時貼住嘴巴，逼孩子用鼻子呼吸。

廣州有位醫生觀察到小孩子容易出現這個情況。他的治療方法很簡單，就是不斷給小孩子按摩咽部、頸部，加強血液循環。他還教轉頭、轉脖子、呼吸、咬牙之類的方法，讓人的顎部和咽部肌肉變得更有力量。如此一來，這裡就不至於塌陷，就可以呼吸順暢。

還有一種人是因以前肺部著涼導致的肺炎；另一些人則是因為血黏度過高，使心肺部分像下水道一樣堵塞，導致呼吸不順暢。

我們都知道呼吸動作的機制：參與呼吸的肌肉主要有肋間肌和橫膈膜，它們能使胸腔擴大或縮小。當肋間肌和橫膈膜收縮時，胸腔體積增大，肺隨之擴張，外界空氣通過呼吸道進入肺，完成吸氣；相反，當這兩種肌肉舒張時，胸腔體積縮小，肺隨之回縮，肺內氣體通過呼吸道排出體外，完成呼氣。

透過呼吸運動，我們的肺就與外界環境交換氣體，不斷的更新肺泡內的氣體。而那種比較用力的呼吸，比如運動之後的劇烈呼吸，就需要調動一些肌肉作為輔助。

所以很多人隨著年齡漸長，吸氣能力也變弱了。以前可以有力的吸氣，哪怕心肺有點堵塞，只要吸力夠，便能把足夠的氣吸進肺部。然而隨著肌肉漸漸鬆弛，再加上堵塞更嚴重了，就越來越不能好好呼吸，於是導致氣不順。

# 2 怎麼改善氣不順？

我在中國、日本和美國考察過很多專業的睡眠機構，發現他們對於呼吸中止症只有一個辦法——使用睡眠呼吸器。

有一次我回母校中歐國際工商學院分享這個內容，有個校友請來一位哈佛大學的老師，號稱全球最頂尖的睡眠專家。我問：「你們治療呼吸中止症的方法是什麼？」他說主要就是呼吸機。

我說：「你們已經是這麼專業的機構了，難道只有這個方法嗎？呼吸器會不會變成一個問題？是否會上癮？很多人呼吸不好，就會戴呼吸器，出差時也戴著。萬一有一天呼吸器突然沒電了怎麼辦？乾燥怎麼辦？」

我試戴了不同的呼吸器，感覺很難受。因為它不斷向你吹氣，雖然有水補充，仍然很乾。我們的呼吸是有節律的，但呼吸器沒有。所以剛開始戴呼吸器時很不舒服。

我問：「為什麼製造一個可以伴隨呼吸節律的呼吸器很難？」那位老師說：「因為每個人的呼吸節律不同，即使是同一個人，在不同時間呼吸，節律也不一樣。首先要檢測你的呼吸頻率，然後你在呼氣時，它給你吹氣，你在吸氣時，它做出調整便於你出氣，看似簡單，實際需要很細膩的人機配合，越貴的呼吸器這方面就會做得越好，所要付出的成本就更高。」

此外，有些人不注重清理呼吸器中用於霧化的水，結果水中雜質進入呼吸道和肺部，從而形成了新的問題。我本來呼吸中止症不嚴重且不想搞得太麻煩，因為上述這些理由，放棄戴呼吸器。

## 日本人的解決方案：日拋式呼吸軟管

我們又到日本去找他們的解決辦法，發現日本人真聰明，有家日本公司發明了日拋式呼吸軟管，完美的解決了鼻腔堵塞的問題。撕開包裝，裡面是個很軟的膠質管狀物，外面裹了些潤滑液，他們說這是身體各部位都可以用，一次性的。

把這個東西拆出來之後，順著鼻腔放進去，可以一直插到底部，撐開你塌陷的肉。因為它本身是根管子，所以也不會堵塞。如果你能接受的話，它就變成一個類似日拋型隱形眼鏡的東西了。

有一次我感冒鼻塞了，用了日拋式呼吸軟管，呼吸瞬間通暢，一下就正常了。

## 止鼾枕：更好、更環保的方法

還有一個可用的工具，叫智能止鼾枕。這款枕頭的特點，是當它監測到你要準備打鼾時，就會輕輕的震動。就像某些人打鼾，老婆就會踢一下他，讓他側睡，不打鼾。而這種枕頭會在你打鼾之前，輕輕的震動一下。

還沒打鼾，就叫「喜怒哀樂之未發謂之中，發而皆中節謂之和」。在鼾打出來之前，馬上輕觸一下，讓你在不至於被喚醒的情況下得到提示，於是你翻了個身，就不打了。這等於打斷你的鼾，把一個大鼾擊碎成若干小鼾，不至於影響你的睡眠。

我的一個學生在阿里巴巴工作，是科技實力派，他買了兩個止鼾枕後，覺得很有用，又買了一些送給親友。這個方法比較環保，起碼不用日拋，也沒有插到深喉裡的不適感。

但如果你很淺眠，可能不太合適智能止鼾枕，因為容易被喚醒。我建議先做睡眠體檢，找到睡眠淺的問題，再看是否有必要用這個方案改善呼吸問題。

## 針灸及穴位按摩：搞定你的黑眼圈

還有一個方法，就是針灸。有位黃老師，他以前以為自己睡得很好，總是一碰到枕頭就睡著了，但是打鼾打得很響。同事們和他一起出差住宿，都說他很吵。他睡眠品質並不高，導致他即使搭公車，站著也能睡著，眼圈也一直很黑。

後來，他翻了很多古書，給自己扎針。在自己手上找各種穴位，如陰陵泉、豐隆、中脘、天樞、迎香、印堂等，扎完之後就很少再打鼾了。透過針灸治好打鼾後，他的黑眼圈便逐漸消失了。

他的針法非常厲害，經常有些ＩＴ界前輩，也是我的客戶，因為睡不好而打電話給我尋求幫助，我再連絡黃老師幫忙針灸。有時候黃老師不願意扎針，我們就照老師的建議用手指點按穴位，也能治療很多的疾病。

# 3 睡眠節律週期殺手：呼吸暫停

關於呼吸中止導致的睡眠問題，其實可以做檢查。我們發現許多人都不知道自己打鼾，尤其很多女性，她以為自己沒打鼾，其實只是她力量不夠，鼾聲比較小，但是它仍造成呼吸不順暢。打鼾最大的問題，是會導致血氧含量迅速降低，當一個人的血氧含量低到一定程度時，他的整個睡眠節律就被打破了。

有些人一晚呼吸最多可能暫停上千次。保守點說，很多人一晚呼吸暫停三、四百次，也就是說，一場覺被三、四百次打斷，這是很恐怖的一件事。

所以在夢裡面就會出現各種痛苦，於是睡不好，而且會早醒，為什麼醒？本質上來說，就是憋氣憋到血氧含量低於八八％時（不同設備有不同數值標注），大腦就已經開始缺氧，於是大腦提醒：趕緊醒醒！

醒了，然後再去睡。很多人常年如此，結果睡眠不好、有了黑眼圈。並且他的呼吸沒有按照自己的節奏，也導致心臟在收縮的過程當中心律紊亂，就出現高血壓，早搏（按：為規則的心臟跳動之外，出現突然提前的心跳），甚至房顫（按：因心臟內產生節律訊號的功能異常，導致心跳不規則且經常過快，是最常見的心臟節律異常）、室顫（按：指心臟因心室的心臟電傳導系統問題，造成心臟無效顫動，無法輸送血液）等狀況，我們在臨床中發現了很多這樣的情形。

## 中醫有更多的解決方案

雖然西醫有很多方式可以幫我們看見這些問題，並將之量化呈現；但是西醫能提供的解決方法實在太少。除了呼吸器和軟管之外，沒有別的辦法。

但中醫透過健脾，比如有一張處方叫人參歸脾丸，能益氣補血，健脾養心。可用於心脾兩虛、氣血不足所致的失眠。它實際上是透過補氣和加強肌肉的力量（脾主肌肉），調整脾的運化。加強整個呼吸的力量，幫助改善呼吸狀況。

中醫也可以透過祛除胸中痰，讓整個呼吸通暢起來。例如有個處方叫小陷胸湯，有黃連、半夏、瓜蔞三味藥。痰如果結在胸中，靠咳是咳不出來的。而黃連能清熱瀉火，好比一股清涼之氣，注入膠結的痰裡稀釋一下；半夏則是燥溼化痰，把痰往下行通道牽引；瓜蔞可以祛胸腔的痰飲和瘀血，像一把掃把，掃清這股痰熱。一個清涼，一個下拉，一個掃蕩，化痰瀉熱，寬胸散結，這麼一來，胸中自然暢快。

有一位朋友，他的睡眠問題可能也與肌肉和氣不足有關，醫生建議他吃人參歸脾丸，這是非處方中成藥，每個中藥店都能買到（按：臺灣無販售此中成藥）。後來他說睡眠品質有改善。但同時表示，比起買成藥，最好自己找方子去熬。

我試過用自己進的藥做歸脾丸，發現成本比市面上買的藥貴很多。

這說明，如果不算其他成本，我們光是藥材成本都比成藥貴，那就得出一個結論：藥材的品質差很多。

其實，絕大部分中成藥不會用最好的藥材。因為現在好一點的中藥，價格很貴，就像好的藏紅花、三七，價格能差到幾十倍，甚至上百倍。

如果你要對自己稍微好一點，最好是按這個古方自己做。當然還有辨證施治，中醫除了中藥治療之外，還有很多其他的調整鼾症的方法。

## 治療氣不順的不二法門：別讓你這口氣嚥不下去

有一本書叫《疾病的隱喻》。這本書很有意思，說基本上很多疾病也與人的心智模式有關，有某種性格的人，可能有更高概率得相應的疾病。其實這個事情很簡單：不愛晒太陽的人，大概率情況下會得憂鬱症；得憂鬱症的人，更容易對世界充滿負面想像；充滿負面想法的人就更容易憂鬱，憂鬱就睡不著覺；睡不著更容易憂鬱……形成惡性循環。

**「你覺得自己活得太辛苦，實際上，你可能只是睡得不好。」這是我經常對來找我看失眠的人說的一句話。**

**我推薦失眠的人喝酸棗仁湯**，失眠初期用它屢試不爽。酸棗仁是酸棗的種子，種子蘊含著植物生命的力量，所以**酸棗仁是難得的營養性安神藥**，養心陰、益肝血、安神，廣泛用於多種心神不安導致的失眠，是治失眠的特效藥。酸棗仁湯透過調節整體功能來達到改善睡眠狀態，強調睡眠的品質，而不單是睡眠長度。

酸棗仁味甘、酸，性平，歸心、肝、膽經，可養心、益肝、安神，為君藥（按：主要治療作用的藥物）；茯苓寧心安神，知母苦寒質潤、滋陰清熱，尤宜於陰虛火旺的虛煩失眠，共為臣藥（按：輔助君藥加強治療的藥物）；川芎歸肝、膽經，調肝血而疏肝氣，調暢氣機，與君藥相配；甘草生用，和中緩急，調和諸藥，一者與茯苓相伍可健脾和中，兩者與酸棗仁酸甘合化以養肝陰，為使藥（按：調和諸藥的作用）。諸藥相伍，共奏養血安神、清熱除煩之功，可使陰血得補，心神得養，虛熱得清，虛煩不眠、心悸等症可除。

一樣的道理，我們說這個呼吸問題，其實本質就是氣不順。從心理學的角度來看，就是「我嚥不下這口氣」，聽起來像是俗語，其實在身心兩方面，有各自的注解方式。

為何這件事別人能接受，你不能接受？還是因為「分別心」——當我們習慣把事情分為好壞、善惡時，習慣對自己認為壞的事產生嗔恨心，身體也就同時作出相應的反應。

很多事換個角度也不一定是壞事。美國億萬富翁蒙格（Charles Munger）曾說，衰老也不一定是壞事，起碼得性病的概率大大減少了。

比如，股票你虧了三〇%，你覺得可以接受；房子虧損三〇%你不能接受甚至想鬧事。既然都是投資，為什麼會有這樣的差別？

再舉個例子：一滴水從眼裡流出來，你認為它是眼淚，很值得同情。假如一位美女流淚，或許你不介意提供自己的肩膀甚至胸膛，但因為淚腺和鼻腔連通，美女忍住了眼淚，結果流了鼻涕，你還會有提供自己肩膀的衝動嗎？這說明我們有分別心。

中醫從實際的身體層面解決氣不順問題。逍遙散出自《太平惠民和劑局方》，這個處方名字源自《莊子》記載「逍遙於天地之間而心意自得」。概括來說，逍遙散就是疏肝、養肝，很適合現代人，人生不如意十之八九，而它專治各種感受刺激後的肝鬱和肝氣旺。

肝屬木，養肝就好像栽樹。柴胡、薄荷，疏肝解鬱，好比提供風和陽光、天朗氣清的環境給樹木；當歸、白芍養血，滋肝陰，好比為樹澆水施肥。白朮、茯苓、甘草健脾，如同替樹培土，土壤好，樹能吸收更多的營養，氣血化生也有了著落。這棵樹就栽好了。

氣不順的原因，在於我們內在的價值觀有分別心，所以我們會認為這件事情好，那件事情不好。實際上，這個世界上哪有那麼多好事和壞事？都是我們認知問題。如何構建無分別心？在佛家裡面，「究竟」是指世界無好無壞、不生不滅、沒有差別。**去除分別心，是我們解決睡眠終極心理問題的唯一方法，叫不二，也叫合一。**

# 第二章

# 胃不安：其實都是菌群在抗議

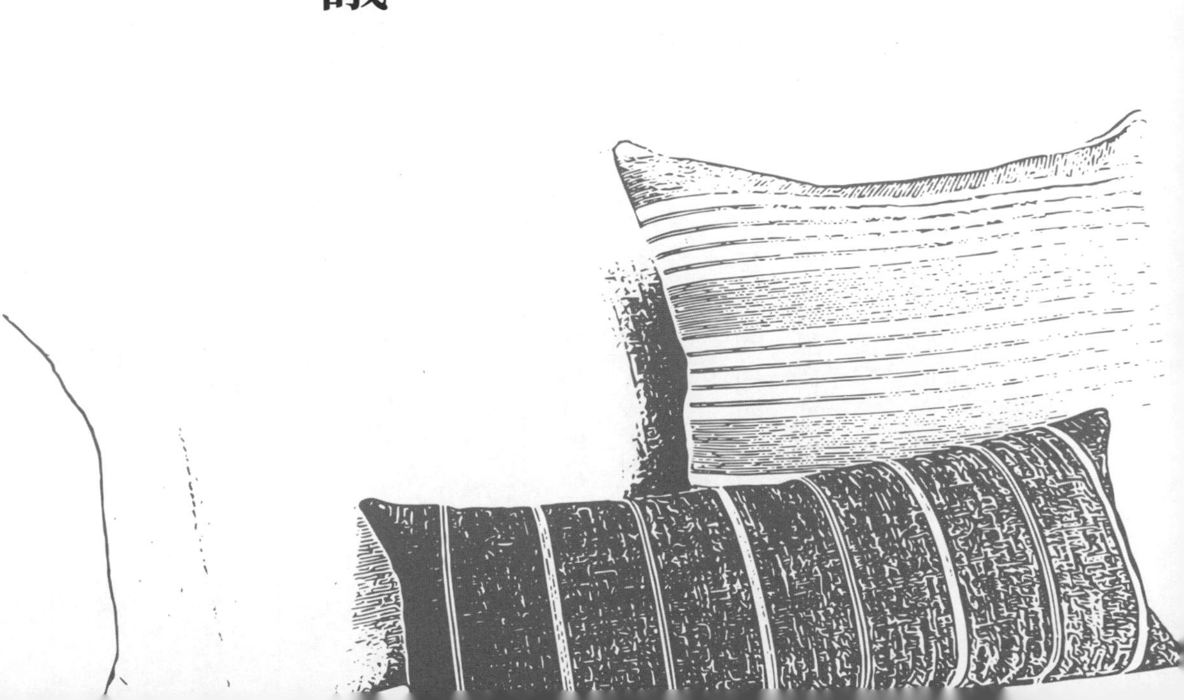

# 1

# 胃，不只是一個器官

我們把 stomach 翻譯成胃，其實是很牽強的，或者說做了某種程度上的扭曲。因為中國人創造「胃」一詞時，不完全是指這坨有空腔的肉，而是指人的運化功能、整個分解食物的體系、胃（器官）、其相關的肌理以及能力。這是個概念的集合、系統名詞。後來對應成了 stomach。

另一個同樣情況是心，尤其在中醫裡面講的心，不單指 heart，而是指心的功能、調整身體氣血分布節奏等。以前沒辦法用很精準的字詞形容這種物質，也就是說無法從物質層面來解釋，例如我們說的心主神明（按：中醫將精神與思考活動稱為神明，而心是負責掌控這種活動的臟器）等。西方也類似，如「listen to your heart」也有兩層意思，但是在西方，也只有 heart 的雙重意義比較明顯。

中醫裡，心、肝、脾、肺、腎都是情緒、態度、功能、生態的概念集合。

中醫提到胃，更多時候是指人分解食物、傳遞、吸收、排出的整個過程，以及相對應的所有功能、信號傳遞和環境變化。當食物進入口腔時，這個旅程就開始了。

## 消化開始於食物入口之前

為什麼吃東西一定要反覆咀嚼呢？因為唾液酶已經開始參與分解了。看過中國紀錄片《舌尖上的中國》和《風味人間》的人，都知道悠長的人類歷史中，人類普遍發現：這個分解過程開始得太晚了。於是，人類做了一件事——「再前置」。

舉例來說，把一塊豆腐放進嘴前，人類就開始「消化」它了，如把它做成豆腐乳；牛奶也被提前分解了，產物叫作優酪乳；把茶前置分解後，叫普洱。

我看《風味人間》裡，把魚連骨頭帶血、海水、魚鱗，全部悶在缸子裡分解，經過若干年後就製成了魚露，那是很鮮的。高級料理不僅僅用鹽，很多頂尖的餐廳，都用類似魚露這樣的東西來調味。在越南米粉裡，也常常會看到這種調味料。還有，吃烤鴨時搭配甜麵醬（麵粉加入米麴並加以發酵）等。

人們發現肉、蛋、奶、茶……幾乎什麼都可以前置發酵。豆分解後叫納豆，日本人愛吃納豆，有助消化。醋、酒、醬油也是。醬油分成兩種：一種是真正用豆釀造，叫釀製醬油；一種叫配方醬油，就是把鹽等各種東西放在一起，其實是味精水。

為什麼茅台酒（按：中國三大名酒）好喝？因為它們經食物發酵而釀造出來。工業化之後，就出現了酒精兌水做成的白酒，這些白酒對人傷害很大——因為它不再是大自然進入胃的媒介。

在韓國，常見到餐廳裡寫著「身土不二」，本質上在說是否能讓你的消化系統與自然界的消化系統形成一體，如果能的話，天地就將為你所用。

## 你的身體和你所在的環境，是一個巨大的菌群生態系統

所以剛開始吃的時候，你選的食物已經出考題給你：是否會被你消化。食物經過咀嚼，一方面透過牙齒碾壓撕扯，讓食物分解成更小的顆粒單位，便於在消化道中進行糅合。更重要的是，咀嚼的過程中加入唾液酶。

唾液是很神奇的東西，是菌群的前置。一隻金絲燕用唾液築的巢叫作燕窩，理論上來說，每個人都自帶「人窩」。用華大基因執行長尹燁的話來說，兩個人接吻一次，就交換一次菌群，然後兩個人的菌群就合成了。所以，交換菌群是達到愛的巔峰體驗很重要的前奏。看兩口能不能長久，就看他們還有沒有接吻的習慣。

我見到有些長者晚上把假牙摘下來放在床前的杯子裡，就有一種衝動想要想像他們接吻場景。

後來有一次，我和吳伯凡討論一個問題：為什麼有些渣男能搞定很好的女孩？可能是早年他們交換過菌群，這個女孩後來喜歡他，其實不是因為什麼道理或邏輯上，只是內在的菌群嚮往他，嚮往再和他的菌群連接的過程。

話說回來，前文提到的身土不二，其實是從中國傳到韓國。身土不二，就是你的身體和你所在的環境，其實是個巨大的菌群生態系統，我們和食物的關係也是這樣，這整個其實是一個巨大的網。一方水土養一方人，也養了一方菌。這也解釋了為什麼你小時候吃媽媽做的飯，會讓你終身都有一種強烈的、沒道理的愛，雖然也許別人不覺得你媽媽做的料理好吃。

有一個動畫片叫《料理鼠王》，裡面的小老鼠是一個厲害的料理天王，要搞定一個非常權威的食評家。小老鼠最後做的那道料理，就是透過觀察食評家，做了一道他童年愛吃的普羅旺斯燉菜，於是劇情徹底反轉，食評家飽含熱淚，完全被征服了。

我為什麼要講這件事情？因為它是人類真正幸福快樂的重要源泉。我每次回廣州必吃「銀記腸粉」，它的總店就在我小時候住處的巷口。所以對我來說，只有吃了它，我才確認自己回到廣州，生理和心理才有了實際的感受，認為自己已經回家了。

人的菌群——包括消化酶——構成一個巨大的生態系統，這也解釋了為什麼茅台酒很難在其他地方釀成。雖然很多人直接從茅台鎮取水，把茅台鎮的窖泥、老員工都帶到別的地方，卻釀不出茅台酒。其原因就是，缺少瀰漫在整個生產空間裡所有的菌群對它的影響（有人說這是騙局，但我們翻開茅台酒的歷史，發現人們真的沒有辦法在別的地方釀出這款暴利白酒）。

## 消化系統也分地域

當我們咀嚼時，唾液酶便開始分解食物，除了在生化層面上分解，有可能透過生化反應對神經也進行某些傳遞。這不需要非常嚴格的學理證明，只需要透過每個人的體驗，就可以很清楚的知道。

你對食物的愛，不僅僅是對能量和蛋白質的需求，實際上它喚醒了你很多的交感神經和副交感神經反應，以及有意識和無意識的安全感和幸福感。

食物從口腔開始，隨著吞嚥的動作，順著口腔、食道，一步一步進入胃。胃其實只對食物加工一次，主要是研磨食物。

胃有兩個口——進口和出口，這兩個口還有個功能：就像閥門一樣，能控制攝入多少空氣，就和下水管道一樣。排水口要是壞了，總有臭味，而臭味只是一個表像，它其實代表是你攝入的水、空氣、食物的配比方式錯了。食物順著食道進入胃後，被胃酸分解，添加各種酵素，混拌。

從胃出來開始進入腸道。腸道分成很多段，包括小腸和大腸，還有十二指腸，各種結腸、直腸等，腸道和我們的消化系統密切相關，此外，腸道還和我們的情緒、精神狀態密不可分。

尹燁在接受採訪時舉了一個例子，哪怕是河水流下來的過程當中，因為河段不一樣，也有不同的菌群、味道。歷史上有一個著名的故事：王安石請蘇東坡去取長江中峽的水，結果蘇東坡在船上喝醉了，醒來時船已經到下峽了，於是他取了下峽的水給王安石。王安石拿這水煮茶後，臉色一變，發現給的水不對。連水都有這樣的差別，為什麼呢？

取類比象（按：古代人們認識事物的方式），治中焦病，要用中焦的水；治下焦病，要用下焦的水。很多人覺得聽起來像典型的騙子話術，但有意思的是，實際上人體和整個中國地形有相似性。

比如長江上游，有很多石塊，所以水很清冽。以前沒有那麼多水壩，水經過巨大的落差下來受石頭撞擊，流速很快，所以長江上游的水，分子團比較小，它周邊的植被、土壤、礦物質，給了它類似的「氣」。長江中游相對開闊，混雜了很多其他水系的水，我們將中段的這種特徵稱為「中段之氣」。下游臨近入海口了，江面越來越寬，直到長江入海口，甚至有一段你都很難分得清是江還是海，稱得上水天一色。有時隨著潮汐的變化，海水還會倒漲。長江下游、中游、上游的動物也不一樣。這非常複雜，以至於我們無法完整窮舉它們的差異。

古人認為人體腸道的上、中、下段也有類似的情況，具體不一定一一對應，但這三段的壓力、物質、相關菌群、水的代謝程度，甚至溫度等都有可能不同。溫度不同就導致了許多變化。壓力和溫度不同會導致生化結構和生化作用完全不同。有些菌群在這一段特別容易滋生，在另一段就不易滋生。

我的合夥人葉蓁早年在華西醫科大學（現四川大學華西醫學中心）學習、做實驗時，發現可以設計不同的膠囊，在腸道的不同位置溶解，從而精準的對不同腸道段落給藥，這說明腸道菌群的確分段不同，而這些菌群不停產生不同的物質能量和資訊。

有句玩笑話說，站在某個維度來看，人就是一個移動化糞池。食物從進入口腔開始一直被不停的分解、消化。我們每天跑來跑去，以為自己是一個有智慧的高級生物，但是在腸道菌群的眼裡，人不過是它的發酵罐而已。

關鍵是，不僅中醫有這樣的看法，現在西方生理學發現了，我們一天當中激素分泌的水準和酶的工作時間，也有節奏週期，有些酶只在上午工作，有些只在中午工作。整個消化菌群在白天工作比較興奮，在夜晚工作就沒那麼興奮。就像大部分動物白天會醒，晚上會睡，植物白天進行光合作用一樣。

《自然的法則》一書中提到，原來我們的身體裡存在一個巨大的森林，這森林裡有動植物、細菌和陽光，有空氣也有水，而且這些東西很隱密的交流資訊。

有一個故事說，小孩子在海邊上看到一隻蟹在爬向海，想幫它，就把這隻蟹拿起來扔到海裡，一扔進去就有好多蟹從泥裡面出來開始往海裡爬，這時候一群海鷗吃掉這些蟹。

原來蟹群作為一個整體，是有生命規則：假設沒有小孩子幫它，蟹群會派一隻或幾隻蟹出去，若能順利的爬過去，而天空沒有出現很多鳥，那麼其他蟹才會爬出來。小孩子像上帝一樣用他的方法幫助了這隻蟹之後，其實是破壞了整個蟹群的生態，是做了一件很糟糕的事。

人體裡有許多微生物和菌群，它們參與極其複雜的過程，對各種食物做三件事情：

1. 研磨分解，把食物從固體變成了液體和最精微的狀態體。
2. 順著腸道，進行了不同程度的吸收，把不同的食物吸收完了。
3. 不能吸收食物，就控乾水（讓水慢慢流掉），然後產出，最後渥堆（按：透過添加菌種的呼吸作用，產生水分及溫度）生熱——在腸道裡，排泄物的溫度能為腸道所用，然後再把它排出體外，這是一個完整的過程。腸道菌群的代謝產物可以相對輕鬆的進入循環系統，從而抵達人體的幾乎每個地方。

講這麼多便便的故事，其實是**為了說明一個很重要的睡不好覺原因：胃不和。**

# 2 胃不和，所以睡不好

《黃帝內經》有句話是「胃不和則臥不安」，微言大義。對的食物，在對的時間，以對的方式進入身體，在身體裡面以對的壓力、對的水分和空氣配比，透過對的運轉流程，以對的方式被吸收，並且還有一些身體裡交換出來的垃圾再分解回去，然後以對的方式在對的時間排出。這一系列所有的「對」加在一起，中國古人用「和」字來形容。

在古文裡，整個消化系統叫胃。腸道上有許多交感神經和副交感神經叢，經過長年訓練，非常密集的連接大腦及全身許多生化機制。腸道菌群代謝功能，也可能是因它們作用在我們大腦中而發起的。但這些菌群並不如我們想像的盡忠守職，也不是永遠聰明，例如，當它過量或形成變態狀態時，就會喜歡一些奇怪的東西。

## 胃不和與先天及後天菌群有關

喝咖啡的人，剛開始接觸咖啡時，並不覺得有多好喝，極品咖啡對於一般人來說其實味道很糟，可能因為有種特殊的苦澀，可是對於頂級咖啡師而言，他享受不同種類咖啡的酸味。辣椒也是，它除了刺激我們的口腔外，也影響整個食道。薑也是。一切上癮的東西開始都讓你不爽，後來就讓你很爽。

人很奇怪，**當不喜歡的東西反覆來到你面前，你會生成一種機制與它對接，能讓自己身體覺得好一點。時間長了，就成了習慣，類似佛家講的業力。**習慣後，內在的不對就多了，不對多了，就形成需要。你不給它，它反而會不斷向你發出呼喚，於是就形成癮。

人體內有些菌群是天生存在，有以下兩個來源。第一個是媽媽吃東西時，胚胎透過母親的血液還有子宮的臍帶，與母親建立連接，也就是說，在「出廠」前已形成和母親同一套體系的菌群。母親將自身菌群的一部分縱向傳遞給寶寶。所以小孩出生時很認母乳，母乳裡的所有東西都是小孩早就習慣的，跟小孩的菌群匹配。

另外，母親產道裡的細菌也對小孩有影響，若不是順產，則沒有影響，所以剖腹產小孩的免疫較差一點。自然產嬰兒可獲得媽媽產道裡面的菌群，主要是有益的乳酸桿菌。而經剖腹出生的嬰兒，則獲得類似於皮膚表面微生物組的菌群，這些菌群主要是潛在有害、多餘的葡萄球菌。

乳酸桿菌可以創造弱酸性環境、抑制有害細菌的生長，還能分解乳糖，產生有助於寶寶大腦和神經系統發育的半乳糖，這樣寶寶就能從媽媽奶水中的乳糖裡獲取有益成分。

## 腸道菌群決定了你的情緒反應和欲望

張成崗是一位非常有意思的中國腸道菌群研究學者，他發展出一套體系完整的「菌心學說」。他說，心指的不是頭腦，而是腸道裡的細菌，它們作為整體，決定了你的情緒反應模式和欲望。

如果用它來看儒家和佛家中許多學說——心在哪裡，心是什麼——心就是情緒反應、價值判斷、是與非、快樂與悲傷的分野。而且這個過程不只包括大腦受教育所形成的價值判斷，也與腸道菌群的反應密切相關，從上面的嘴到下面的肛門，這根管子連接很多東西，比如肝分泌的膽汁，脾等每一個臟器釋放出來的種種酶、激素。很像是一條菌群生態之河，有上游、中游和下游，食物在裡面流動。

很多有胃病的人喜歡趴睡，可是晚上吃了太多食物不好消化，而容易睡不著（我會在其他章節討論為什麼中午吃得過飽會很睏）。胃不和則臥不安，食物在各個環節如果不對的話，會影響相應神經叢，而很多神經叢又和情緒、意識有關。

白天有很多要做的事，要完成PPT、趕飛機、開會、講話、看電影，所有外在事物都會讓這些細菌釋放的信號變弱，因為信號會被雜訊掩蓋。

一到晚上，少了干擾，內在信號就開始變得強烈，各種信號就被釋放出來，以喚起你的注意。但是它不會形成邏輯語言，而釋放出來的信號會對應種種情緒，影響你的腦波和身體運作，甚至會變成夢裡的欲望。

說到此處，我想和大家分享張成崗做的科學實驗，他曾研究過如何讓解放軍三天不吃飯也能打仗。以前的解放軍要吃壓縮餅乾才能飽，後來他發現這樣不太有用。

張成崗發現，人就算一、兩天不吃飯，也不會沒力氣，尤其是營養過剩的人。就像《人類大歷史》（*Sapiens*）的作者哈拉瑞（Yuval Harari）所說，當今世界每一天被撐死的人比被餓死的人多。

很多時候，你到了一定時間想吃東西，其實是細菌想要吃，雖然它吃得不多，但是為了推動你進食，腸道裡就會產生各種信號，讓你產生想吃東西的欲望，嘴饞了，就想吃。

如果夜裡這些信號通過腸—腦神經傳遞，可能會帶來一系列睡眠中的反應。

多餓幾天你就會發現，每一次餓，想吃的東西都不一樣。例如餓第一頓時想吃的東西，和連續餓五天後，想吃的東西不同。

有一次我們做辟穀（按：不吃東西。透過內氣修行來強化身體機能，是道教道士用節制飲食來養生的方法，類似間歇性斷食），讓大家列出最想吃的東西，我赫然發現，雖然我老說自己愛吃肥腸、火鍋，可是寫下來的前幾名居然是白切雞、腸粉、牛河。

挨餓的每一天，晚上做的夢不一樣，層次也不同。一般來說，空腹血糖低於七〇毫克／公合（〇．一公升）為低血糖，低到一定程度身體就會有應激反應（按：在各種內外環境因素及社會、心理因素刺激時，所出現的全身性非特異性適應反應），分解脂肪，轉換成能量。不同類型的垃圾（按：身體裡的脂肪等的統稱）開始被分解，特定類型的垃圾在分解、燃燒、釋放熱量的過程中，對應著不同的資訊。

## 食物消化的過程會影響你的睡眠品質

關於消化，大致有兩種情況。第一種，不論食物好壞，總體過量。**有經驗的人都會發**

**現，宿便沒排乾淨，就睡不好；大乾淨，就容易睡好。俗話說「要想不死，腸中無屎」，積一肚子的宿便去睡覺，會受到各種影響**。不管好的壞的，堆多了，就形成熱。

看過普洱茶製作過程的人知道，渥堆發酵的茶很熱，就是一個沼氣池。小孩子發燒，很多是因為積食，那些因渥堆而形成的熱，會在身體裡到處竄，造成各種不安。所以要退燒，要想辦法讓小孩子排便。

第二種，是過於空，或者說沒有達到腸胃的需要，於是菌群沒得到滿足。有菸酒癖好的人，睡不好的原因不是真的餓，是需要「餵菌群吃一口」。所以我有時候睡不著，就起來抽根菸或喝杯酒，有些人需要吃一碗泡麵。

那種有特殊癖好的人很容易陷入失眠，原因就是他們腸道裡的特殊分子得不到滿足，就會發信號，刺激腸道裡跟消化有關的神經，讓你錯以為是餓。

## 輕斷食：腸道清空的人，睡眠品質會明顯改善

輕斷食，是一天只吃一頓，或吃三分飽，或一週有一天不吃。結合道家很多心法、做法、呼吸空氣的方法叫作辟穀。斷食和辟穀完全是兩回事。辟穀並不是不吃，而是吃獨特

的東西，比如道家有些人是吃黃精（一種植物根莖）或松針，還會吃一些補氣的藥。我辟穀時吃的就是人參歸脾丸、黃精、金匱腎氣丸等，中醫補氣還用番紅花加黃耆，根據不同人的體質分型。

我們當時和一個從華大基因出來的專業團隊合作辟穀。他們每天都要檢測血糖、血脂、體重比，以及氣、便、尿，對我們定制化的補充能量，否則很容易餓出病。

一般來說，辟穀三天就有很大改變。我們在辟穀前，會吃一些益生菌來清除腸胃垃圾，那些會給你發出奇怪指令的菌類「壞分子」也被排出去了，反而更不容易餓。

有很多種可能性造成胃不和則臥不安：第一種是吃多了，第二種是因為成癮性原因導致的特殊分子，第三種是為了刺激更多的血到腸道參與消化。

因為晚上吃太多，需要消化，血液不能去應該去的地方。在人體中，如果晚上血液不參與消化，應該是有別的事情要做，類似身體的「研發預算」。可是由於你晚上吃不對，不得不占用預算。於是血液就不能去其他地方，繼而形成惡性循環。

例如，如果血應該要去、卻沒去肝，肝就沒有做該做的事，那麼第二天身體功能就變得更糟糕。晚上該去腦部的血沒去，就會導致腦出血、阿茲海默病等疾病。

還有，人的消化系統和心臟受迷走神經（按：人的腦神經中最長和分布範圍最廣的一組神經）支配。迷走神經有多個分支，其中也包括在消化系統中游走的神經，這種神經一興奮起來，就增強胃和腸道的蠕動，但這時候心臟的反應恰恰相反——心率變慢了，嚴重的話甚至會心臟停搏。

迷走神經興奮時，冠狀動脈收縮，這麼一來，就引起心肌的供血不足。吃太多，迷走神經會興奮，繼而給心臟造成很大壓力。所以，心功能不太強健的人，在飲食上要特別注意少量多餐。

另外，飽餐後胃體膨脹，橫膈上移壓擠心臟，從而影響了功能不全的心臟舒縮功能，所以心功能不全的患者，或有高血壓、膽囊炎等疾病者，都不應吃太飽。

此外，還有一種假設：帕金森氏症可能最先是由腸道菌群紊亂所致。帕金森氏症患者，早期會出現腸道炎症和功能異常，比如便祕、腹瀉等，其糞便、黏膜相關的腸道菌群與健康的人不同。

所以，血液在身體裡扮演非常重要的角色，帶來應該帶來的，帶走應該帶走的。如果晚上因為消化食物而消耗了大量氣血，其他地方就不夠用了。

就像一個公司，如果大量的預算用在研發上，人力資源和市場上的預算不足，或大量預算用在行銷上而沒有注重產品研發，都會導致公司最後的衰敗。

## 做夢就是滿足你想做又做不到的

體內血液還有一個特點，是集中。相對來說，血液會在某個時間集中做一件事，就像公司有一筆流動資金預算集中做一件事是一樣的。

晚上睡覺時，如果某些菌群過多，或者某些獨特的菌群沒有被滿足，都會產生不和。不和狀態會在腸道裡釋放各種信號，對交感神經和副交感神經施加影響，以各種方式反射到大腦，結合白天的記憶、睡覺的溫度和周圍的聲音，在大腦裡形成幾種信號的疊加，這就是夢的源泉。

這也是為什麼一個人晚上憋尿睡覺，夢裡就會出現到處找廁所，找到廁所後，可能還會出現找不到電燈開關、打不開門、馬桶蓋掀不開等各種情況。其實就是不能讓你撒尿，萬一夢裡面撒尿成功，現實就是尿床了。

**做夢就是一種安慰劑效應，做想做又做不到的事情**。大腦在欺騙自己：我正在找廁所，不要再釋放信號了。但是又不能真的尿出來，於是夢裡廁所的門就壞了。

從某個角度來說，夢是應該做、想做而不能做的事情。不能做有兩個原因：恐懼，害怕這樣做；還有欲望，想得到這個結果。人生的苦源於恨別離，求不得。就像李宗盛的

〈給自己的歌〉裡的歌詞：想得卻不可得，你奈人生何。

恐懼與貪婪的本質，都是我們出於對食物和繁衍的恐懼和貪婪所養成的習慣，投射到其他方面。所以人類有兩個最重要的訴求：生存權及其延伸出來的交配權。交配權本質上是讓一個新生兒去延續你基因和菌群的生存。

## 食物安全感：童年食物給我們的幸福感

張成崗有一個很有意思的觀點，他認為從這個角度來看，與魚類洄游現象相類似的是，中國人每年要回老家祭祖，就是因為人在鄉下出生，吃鄉下的東西長大，到了一定年齡以後，每年身體裡的菌群會驅動人們回去一趟，回到出生的地方，完成物質、能量、資訊的交換。

菌心學說是張成崗教授從事生物醫學科研以來，最為重要的科研成果之一，是在中國內外大量科學研究的基礎上，以及自身進行大量深刻體驗的基礎上形成和發展起來的。

菌心學說認為，人們對於不同食物的傾向性，與特定種類的腸道菌群的數量和品質，關係異常密切。也就是說，一個人的飲食習慣，被長期甚至終身記錄在自身腸道菌群的數量和種類之中，反過來透過人的欲望和心理狀態體現出來。

基於這些理念，菌心學說認為人的內心活動和情緒變化，其物質基礎有一部分是腸道菌群，而並非全是人腦本身，具體表現在「人心即菌群」和「菌群即人心」，所以稱之為「菌心」。

《黃帝內經》裡用的一個處方叫半夏秫米湯。半夏能祛痰，使氣向下，讓食物和組織液順著腸道，從上游往下游走。秫米就是小米，是中國人最早期的食物，很有可能蘊含了東方人最早期的食物安全感的資訊來源。這個處方利用半夏清走垃圾，垃圾包含了腸道裡種種讓你上癮的東西所產生的代謝物和菌群，比如抽菸、吃各種食物產生的痰。而秫米作為中國人童年時期的主食，能給我們安慰，讓我們不要怕，並產生幸福感和安全感。

要讓一個孩子獲得終生幸福，需要在他小時候植入很多幸福的埋線（按：針灸的一種，利用能被身體吸收的羊腸線埋入體內，持續發揮刺激穴位功能。這裡用來當作某種刺激因素），每次快樂時播放某段音樂、聞某種味道、吃某種食物……這些埋線會在人的內在形成條件反射體系。以後當孩子不快樂，可以啟動所有這些埋線開關，他就會莫名的高興起來。

有些人童年時，在很多地方流動，一輩子缺乏安全感，其原因在於身體不知道該給哪個信號才能讓他產生安全感，它需要提供多個信號。就我來說，從攀枝花市到廣州，工礦到農村，從白切雞到麻婆豆腐再到老灶火鍋，這一切必須綜合起來，才能產生足夠強烈的安全感。

**為什麼我們睡到一半會醒？就是因為沒有安全感。**

哪怕是在沙漠出生的人，也會做從高空掉下來的惡夢，這是透過基因常年累計下來的記憶，慢慢變成一種集體無意識。

這種現象不僅存在人身上，長頸鹿生下來半小時後就爬起來跟著跑了，兩小時後參與遷徙，否則就會被吃掉。它怎麼會知道跟著跑？螞蟻群沒有總工程師，也會井井有條的進行搬運活動。

這就是一種隨基因全部在「出廠」時，就裝好的集體無意識記憶。

## 3 平衡腸道，解決失眠

根據上一節的介紹可知，其實人並不需要吃太多的食物，尤其是晚上。以前我和中醫專家徐文兵講《黃帝內經》時就說過，很多家長早上逼小孩子吃早餐。可是，前一天的晚飯都沒消化完，你非要讓他吃，就會在消化道堆積，形成更大的負擔。

中國人的集體記憶是常年吃不飽，所以傾向於吃得更多。我們能吃飽才幾十年，之前的大部分時間內，多數人都是餓著的。在古代，地主也不是每天都能吃飽的。漸漸的，「吃了嗎？」變成我們問候語。

同時，現代人的體能消耗量遠不如古代人，而我們的進食時間卻是按照大運動量安排的。以前一個人一天走個十里、八里很正常，現在卻沒什麼人能做到，甚至，很多人都是要刻意計算步數才肯走路。

## 腸道和大腦之間的親密關係是雙向的

那麼，該怎麼調養胃，才不會睡不好？

首先，我們需要定期清空腸道，我就是這樣做的。

第二，觀察讓你上癮的東西，察覺那些已經在身體裡面成癮的細菌的信號。

我們檢查胃時，要看這個人對什麼東西有癮，比如常見的容易成癮的有菸、酒、辣椒、肥肉、燒烤等，身體會定期安慰這些菌群。如果你不能把它清掉，你只要定期給它這些就可以了。因為它們的語言通路很像，比如很多抽菸的人到了某個時候喜歡吃點東西，其實並不是餓，而是身體誤會了，是菌群的信號被解讀成為餓。

張成崗的辟穀方法就是針對腸道的菌群，給一種菌群會吃的少量食物，吃完，就不會覺得餓了。這套方法就是針對這些特殊細菌提供食物，然後身體其他部分就別吃了，因為本來它們就不需要。

所以，菌心學說指的是就人體而言，與人共生的微生物雖然沒有人類先天的DNA，但也組成了所謂「第二基因組」，構成了人體另外一套複雜的控制系統，終生影響甚至控制著人體的飢餓感、欲望甚至心理活動，成了除大腦之外的第二個人體中心。

腸道和大腦之間的親密關係是雙向的：正如大腦能傳遞資訊給胃部一樣，腸胃也可以延遲其對於神經系統的平靜或興奮作用。迷走神經是第十對腦神經，它從腦幹一直延伸到腹部，指揮著我們在下意識裡控制的許多身體過程。腸道菌群能直接影響迷走神經細胞的刺激和功能。其中一些腸道細菌可以像神經元一樣釋放化學信使（按：可以傳遞信號的化學物質），透過迷走神經，用自己獨特的語言和大腦交流。

腸道菌群透過讓你的身體感覺飢餓，迫使你吃飯。聽起來有點可怕——這就是說，人體是被動吃飯，而不是主動吃飯的。俗話說民以食為天，其實張成崗有一個升級解釋：「菌以食為天，民以菌為先。」

如果因不良的生活方式和不健康的飲食習慣，導致腸道菌群紊亂，這些異常的腸道菌群就會逐漸形成慢性病的病根，並且長期潛伏在消化道之中，持續的誘發慢性病。隨著日常生活中一日三餐持續進行，這些異常的菌群不斷的向人體傳遞異常的代謝信號，從而導致慢性病難以改善和康復。

定期的辟穀和輕斷食，可以改善我們的食物結構，透過餓的機制促使身體調動一系列信號，把存在於其他地方，如肝臟、血液裡面的脂肪，調動轉化為身體所需的熱能。這樣就能既不攝入新的垃圾，又能把原有的垃圾轉化為能量。這其實是一種特別環保的做法。

調養胃不和則臥不安的第三個要點，在於充分意識到身體的癮是內在菌群的需求。我們要麼用各種方法戒掉癮，要麼就定向滿足它，而不是滿足身體的所有需求。大部分時候，癮會偽裝成餓。

還有一個有意思的地方，人體對食物的分解能力，隨著年齡增長會變得越來越弱。老年人消化分解食物的能力很差。菌群活到一定的時間也會變老，老了就不願意幹活了。菌群最後是要回歸它的土地的。

張成崗說，當有些菌群發現它們居住的這個房子，也就是人體，已經不能讓它們活得更好了，就會用各種方法讓你覺得活著沒意思，最後人入土，它們回歸大地，就能去找更好的宿主。

我們必須了解，菌群已經在地球上存在多年，它只是不停的在找宿主而已。菌群不僅在我們的身體裡，也在許多動物的身體中。菌群自己就是一個獨立的生命系統。細菌在地球上已經生存幾十億年，發展出強大的生存能力和信號傳遞能力，彼此間信號傳遞非常快。

總體而言，菌心學說認為人體是由軀體、菌群（菌心）和人腦組成的「身心腦三位一體」結構體系，從而提出對於人體結構和功能的新理解，突破以前中醫對人體的宏觀解剖學認識，及西醫對人體的微觀解剖學的認識，並認為「菌心主導情商」、「人腦主導智商」，而人體只是一個提供菌心和人腦棲息的生理空間。

你想安撫某些人的情緒，就讓他們吃一些他們喜歡吃的食物，安撫那些愛鬧事的細菌。這意味著，**我們放入嘴中的食物以及我們養活腸道細菌的方式，確實影響大腦功能**。一個人如果有喜歡甜食、可樂、炸雞的菌群，而且又抽菸、喝酒，基本上這個人的意志力不可能堅定，因為隔幾分鐘就有一群細菌發出信號，這些欲望會以不同的形式表達出來，比如暴躁、憂慮、坐立不安、眼神慌亂等，以各種動作呈現出來。

理論上來說，一個沒有細菌的人應該很容易拉肚子。小孩體內的細菌組成尚不完善，稍微吃了一點不衛生的食物，身體就會出現反應機制，第一件事情就是把它排出體外。所以拉肚子不見得是病，可能是身體的一種應激反應。就像發燒，一般人很少發燒，發燒就是身體給我們的信號。

還有一個典型的情況是癢，肌肉受損了，在恢復過程中會癢，它其實已經不痛了。

這一章中，有大量內容是我們猜測的。更重要的是：我們必須理解，**人類在很大程度上並不是被頭腦控制的，而是被腸道控制的**，甚至是被菌群所控制的。人體系統在很大程度上，是由腸道中的微生物居民所主導、控制、定義、組成和協調運作。

當我們從宿主視角去看人類，就能理解，菌群若得不到滿足，就會在我們脆弱、放鬆戒備時表達出來。其實它們一直在表達，但是以前外界雜訊太大，讓我們聽不見。就跟房間太亮，所以看不見螢幕上的畫面一樣，只有當房間暗下來的時候，我們才看得清楚。

我們會做惡夢，輾轉反側睡不著，如果你把它當作病來看，它確實是一個病。但是如果理解了，原來這是因為更深層次的東西沒有得到滿足，所出現的回應，你也許就會感謝睡不好覺這件事情了，因為它說明你的身體還有能力不斷提醒你。惡夢和輾轉反側都是身體在告訴你：請注意，我得不到滿足了，請你滿足我。

從來沒有什麼需求可以被壓抑，但有可能暫時消滅需求。你把身體裡所有讓你成癮的物質消滅清除，你的癮就斷了。但是不可能一直壓抑這些需求，最多暫時壓抑，但堆積到一定程度，便會大爆發。

小孩天生對世界充滿好奇，想學新鮮的東西，好奇、想嘗試沒接觸過的事物，這是人在進化過程中自然出現的需求。小孩喜歡吃肉和甜食，因為成長需要更多熱量，而蔬菜的熱量不夠。飲食習慣造成小朋友躁動，安靜不下來，因為他們攝入了熱量後需要釋放。

所以，如果你想要讓小孩子安靜，讓他練靜功、打坐，循規蹈矩，最終他可能會因為你的威逼利誘，表面上裝成你想要的樣子，一旦被釋放出來，到了老師、家長看不見的地方，他馬上就會變成另外一種樣子。兒童教育的核心就是不能讓小孩子過早成長為大人。

中國紀錄片《生命．成長》，曾採訪一位兒童教育專家賀嶺峰，他女兒成績不好，有一次老師叫見家長，他女兒很怕爸爸回去罵她。賀嶺峰說：「我才不會因為一次考試，破壞我和我女兒之間的長期信任。如果我罵她，讓她以後不相信我，也不跟我講事情，那我更得不償失，太不值得了。」

如果你面對任何問題，都願意跟父母分享，那麼你的成長過程會很幸福。因為不管他們能不能幫你解決，起碼你能找他們訴說。那些從小生活在要求非常嚴格的家庭的孩子，是非判斷極其明確，可能會成為成功的人，但很難被培養成幸福的人，這種人會突然在某個時間點爆發，原因是他長期被壓抑，最後還是會形成某一種反應。

說回菌群欲望被壓抑與睡眠的關係。

從這個倒推回來，我們所有的欲望都是延展食慾和性慾。我們的欲望會延展成為恐懼、貪婪、懷疑、彷徨、焦慮……當這些心智模式和習慣，與其他的事情附著在一起，就很容易觸發種種情緒。

我們的情緒很容易被事件連環牽引。比方說，焦慮可能沒錢或不知道明天住哪裡等。我認識一個人，他說他可以訓練自己，把恐懼的情緒和相關的事情分離出來。

他如何訓練？首先他讓自己居無定所，每一天都把所有東西背在身上，像是牙膏、牙刷……跟別人吃飯聊天，聊到最後如果這個人願意帶他去家裡住，就去那人家裡住，反正也沒地方去，實在不行就找個旅館，但是他從來不想明天晚上睡哪裡。

後來藉由這種行為藝術，他幫自己看清了一件事情——對於「不知道明天晚上住哪」和產生焦慮，其實只是可以相關，而沒有必然關係。不知道明晚住哪，是一種引發焦慮的外在條件，因為我們長期連結這兩件事情，於是一想到不知道明天晚上住哪，你就焦慮。

若一個人從出生起就居無定所，就不會為此焦慮，但他可能會為別的事情焦慮。

情緒本身就是情緒。這種情緒通常來自對生存權、交配權的焦慮、恐懼、貪婪。一旦生成這些情緒，會和我們生活中的許多場景，例如不知道去哪裡睡、不知道吃什麼、有沒有菸抽等形成關聯。這種關聯綁得太緊之後，就如油和麵，你中有我，我中有你了。

透過分析胃不和則臥不安，我們會看清一件事情，原來所謂的「我」——我的執著、我的快樂、我的恐懼……一切的「我」，可以被剝離出來，也可透過審視該問題來檢查。

講那麼多題外話，其實就是想說明我的體會：如果人能察覺到許多導致焦慮失眠的真正原因，其實就是腸道菌群得不到滿足，那解決問題的方法就很直接了。

TIPS

## 腸道細菌與良好睡眠

最近幾年，很多研究探索下視丘—垂體—腎上腺軸（HPA軸）。HPA軸有個功能，就是在我們承受壓力時，刺激腎上腺來生成皮質醇，也就是身體的一種關鍵的應激激素（按：如腎上腺素、糖皮質激素、血管緊張素等，能引起反應以保護機體）。而很大程度上，腸道細菌就控制著身體的應激反應。

皮質醇與人體的晝夜節律有著獨特的聯繫，在一天二十四小時內，激素減少和增多，會影響人體的生理活動，決定我們是感到警覺或倦怠。而在情緒障礙中，失眠是一種常見症狀，我們現在已經知道，這種症狀跟微生物有關。

最新的研究成果顯示，某些白血球介素和腫瘤壞死因子（TNF-α）等細胞因子，對催眠而言十分重要，尤其是最有助於恢復精力的深度睡眠和非快速眼動睡眠。

此外，腸道細菌能刺激與皮質醇水準相協調的化學物質的生成。自然情況下，皮質醇在夜間處於最低水準，在清晨時開始升高。細胞因子本質上具有由腸道細菌決定的晝夜週期。當皮質醇水準在早晨上升時，腸道細菌便會抑制產生細胞因子，這種轉變就被定義為非快速眼動睡眠和快速眼動睡眠之間的過渡。

因此，腸道細菌的破壞，會對睡眠和晝夜節律產生顯著的負面影響。平衡腸道，解決失眠。

## 如何改善胃不和所導致的臥不安？

睡不好怎麼辦？你可以做這麼幾件事情：

第一，腸道菌群檢測。看看你到底缺哪些菌群，或者有哪些菌群得不到滿足。

第二，成癮性檢測。了解有哪些東西比較容易讓你成癮。比如有些人的基因比較容易對某些東西上癮，我認識的一個女孩就是這樣，一喝酒就容易很嗨、容易成癮。後來她做基因檢測，發現自己原來基因裡就有高酒精成癮性風險。有些人容易有酒癮，有些人容易有甜食癮，這些是先天已經在的，後天一激發就容易成形。

第三，檢視自己的食物。

絕大多數人應該做一個減少攝入食物的計畫。讓自己不求飽，只求不餓。成癮性檢測就是知道自己有時出現餓或輾轉反側的感覺，並不是你想攝入食物，而是你想攝入某一些獨特的菌群需要的東西。只不過它們跟某些掌握權力的領導一樣，為了得到它們那一點東西，要求你攝入很多，發出類似於餓的感覺來驅使你，但很多時候我們沒有把胃不和與這些癮串聯起來。

第四，隨著年齡增長，多吃高度分解的食物，讓大自然的菌群幫助我們。

例如，老年人適當吃一點優酪乳。對於很多分解能力變弱的人來說，多吃已經分解好的食物必然可以降低消化負擔。像是有些人喝茶容易睡不著覺，但喝熟茶（如紅茶和黑茶）就不會，因為熟茶已經經過分解了。所以菌群分解能力差的人，可以盡可能借助外力來改善。小孩子還可以吃酵母片，酵母片不是酵素，它的作用是創造讓酵素長得更好的環境，非常有價值。

我還有一些其他的方法供大家選擇。

第一個建議，中醫有兩根經絡（按：經絡就像通道，遍布全身，而氣血在其中運行）與消化有很大關係，一根是足陽明胃經，一根是足太陰脾經。你可以順著這些經絡去找痛點，當你找到一些特別痛的點時，就輕輕的按摩它。

另外**推薦大家做一種保健——揉腹**。**輕柔的揉腹可以帶給我們安全感，同時促進腸道蠕動，觸發腸道的運動**。腸道在運動過程中，會自然而然的加速血液流動，可以通過揉、摁、壓吸引血液流過來，解決腸道的問題。

每天揉腹是非常好的保健方法，但是力道不能太重，太重可能導致淤血。所謂的「意守丹田」，丹田就是腸道主要分布的地方，當我們將意念集中在丹田時，就會將氣血引導到丹田。丹田具體位置在肚臍正下方三寸，小腹正中線上，是全身經氣聚集之處。揉腹的具體方法如下：

1. 兩腳開步與肩同寬，自然站立，自然呼吸。從上往下，從頭頂放鬆到腳底。
2. 兩手抬起放在腰邊，手心向上，將注意力放在整個小腹內部。是整個，不要局限於某個位置，暫時忘記以前的下丹田位置概念。

3. 鼻子連續、短促吸氣（每次只吸入一點），多次短吸之後，感覺吸滿了就閉氣三至九秒。

4. 輕輕用鼻再吸一下，然後緩緩呼出，呼氣的時候只做一次，但不可以過急。

5. 如此反覆進行三至九次，重點是在鼻呼吸中，留意小腹內部的緊縮和放鬆感，盡量清晰的找到那個點，這樣做就能感覺腹部有一個壓力點了，但這個位置還不是丹田。丹田在這個壓力點下低一些的位置。因為絕大部分人的重心都會偏高，所以壓力點下低一些的位置（一小塊範圍）才是丹田。

6. 兩腳開步比肩稍寬或兩倍肩寬，然後緩慢蹲成馬步，不要求很低，但身體軀幹一定要正直。

7. 兩手抬起放在腰邊，手心向上，將注意力放在後腰和尾骨一段。

8. 整個上身，向右、向下、向左、向上移動畫圓，反覆幾圈後，反過來進行。用腰腹來畫圓，帶動膝蓋參與運動。

9. 將圓的範圍逐漸縮小，膝蓋基本不大動，腰腹畫圓，在脊椎或後腰有感覺後，逐漸縮小圓。在畫圓運動中，盡量體會後腰到尾骨那一段的感覺。有清晰體會後，在畫圓時留意壓力點低一些的位置，並把那個位置後移，體會運動中後腰有感覺的位置，統一起來後會找到一個位置。這個位置就是丹田，繼續畫圓，感覺會逐漸清晰。有時甚至有一種開合感，就是丹田開合。

除了半夏秫米湯，中醫還有幾個處方可以提高消化分解能力，其原理就是解決溼氣重的問題。現代人喝冷飲、吹空調的生活習慣，容易導致溼氣重。脾本來就怕溼，溼重困住脾，該升的升不上去，該降的降不下來，「能源」不夠了，不該囤積的反而囤積起來。

這裡先介紹平胃散，這是《太平惠民和劑局方》裡，由當時的皇家組織編寫的。其最關鍵的藥物就是蒼朮和厚朴。蒼朮和厚朴是一對好搭檔，主要就是去除脾胃的溼氣，消除溼重困脾導致的肚子脹、胸脹；陳皮理氣化滯，合厚朴恢復脾胃的升降；甘草、生薑、大棗調和保護脾胃正氣不受損。

這樣一來，溼氣去、胃氣和、氣機暢、升降順（注意：沒有水溼之氣或陰虛之人，症見舌紅少苔，口苦而渴，或脈數者，都不能服用這個處方）。

如果身體溼氣越來越多，就會聚集成痰，溼為痰之源。

另外還有改善痰溼的溫膽湯。半夏是祛痰聖藥，和陳皮合用去胃的痰溼；竹茹味甘性涼，清胃的痰熱；枳（音同紙）實疏導胃的痰滯；生薑和大棗是健脾和胃。溫膽湯除溼健脾，痰溼一除，就像幫脾胃去掉枷鎖。脾胃功能一旦恢復，氣血生成量一上去，正氣一足，身體狀況自然就好轉了。

總之，胃不是指一個器官，而是指整個消化系統。所有生態的和諧能帶來安全感，幫助我們入睡。如果不和諧，就會在夜晚睡覺的時候釋放出信號，吸引我們關注，讓我們睡得不好。

# 第三章

# 血不和：循環系統就是身體裡的天道

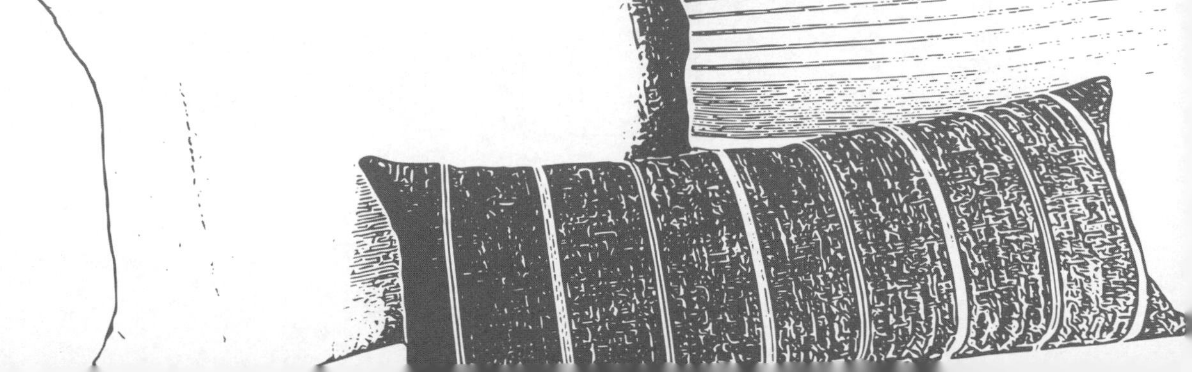

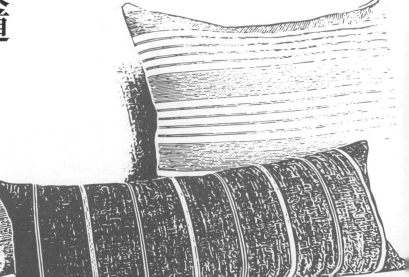

# 1

# 循環系統對睡眠品質的影響

現代人的血液都經不起檢查。二〇一九年三月，我去上海一家做體檢的公司，他們幫我做了一滴血的測試。在顯微鏡下面，我很詫異的看見自己的紅血球，幾十個、幾十個的連在了一起。我問怎麼會這樣，他們說這是中年油膩男常常會出現的情況。

我又去做了另一個檢測，把自己的手指尖放在電子顯微鏡下，看微循環（按：指微動脈與微靜脈之間微血管中的血液循環），結果發現微循環很不順暢，指尖很多發生微循環的血管，血液的運行幾乎處於停止狀態。

我很好奇原因。醫生說：「很大原因是你吃的食物太豐盛了，你喜歡吃什麼？」我抬頭看他，閃出來的詞是肥腸、紅燒肉、回鍋肉（按：川菜中一種烹調豬肉的傳統菜式）和火鍋。對一個四川人來說，這似乎是生活幸福的源泉。如果不是親眼看見自己的血液，我很難產生想讓自己的血變得更加乾淨的強烈衝動。

這家公司幫我做簡單的治療，他們用一個小型無線發射儀，放在我手掌的勞宮穴上面，發射某種獨特的頻段。我握了八分鐘後，在同一個位置，再滴出一滴血，發現所有的紅血球全部散開，一個一個單獨出來了。

醫生說，每個紅血球可以單獨攜帶特定量的氧。當這些細胞黏合在一起時，細胞和細胞之間黏稠部分就不再能攜帶氧。所以當紅血球被打開，一個個獨立存在時，血液的含氧量就會增加，而且也減少血液在血管中流動的阻力，提高流動性。

我後來又檢測了一下自己的微循環，發現也確實有改善。這給了我一個很重要的啟發。回北京後，我給自己配了桂枝麻黃湯。**在中醫裡，桂枝麻黃湯主要是解肌和解表**（按：治療外感疾病的方法），**並且能推動血液循環**。我發現吃了桂枝麻黃湯之後，我的血液微循環達到了接近於使用那部發射儀的效果。

## 有些惡夢是人的自救反應

我觀察過許多人的睡眠問題。他們沒有呼吸中止症，但就是睡不好，尤其到夜間某個時間點，就會乍醒。於是我在自己的睡眠診所裡做了很多監測，發現有一部分人的呼吸問題和血液循環有高度相關，而且這種人通常伴有高血壓和高血脂等情況。

我們順著這個思路再往下找，發現一個很有趣的現象。許多人的血液黏稠度提高，導致血管壁厚度增加，血管內的空間變小，於是血管的流通性就變差了。

你可以想像，心臟因此需要付出更大的壓力來推動血流，往往高血壓和高血脂是相伴的，共生在同一類人身上。

夜晚睡覺時，人的血流速度會隨著身體進入更加安靜的狀態而越來越慢。當血流能保證一定速度時，它還可以通過各個地方。但當血流速度變慢，它就會像遭遇了泥灘一樣，慢慢沉澱下來。沉澱到一定程度，對心臟形成了巨大的壓力。於是人就會產生一種奇怪的自我保護機制，比如做夢，尤其是那種劇烈運動的夢，如在奔跑，被追殺，或者是跟人打架，諸如此類。

其實，換個角度看，這是我們的身體對自己的一種自救行為。你的身體需要睡眠，你不想醒來，但是血液循環速度已經變差了，所以就產生夢，用這種方式來進行一種有趣的妥協，加快你睡眠時的血液循環速度。這種現象就意味著血液黏稠度和血氧含量，對於睡眠可能是一個非常重要的影響因素，需要觀察和檢測。

## 靜脈血回流效率低，心臟缺少新鮮血液

我後來發現，還有幾個因素也導致血氧含量變低。

首先，除了剛才說到的血液黏稠度過高之外，還有一個原因是靜脈的血液回流變少。大部分人都認為，動脈裡的血和靜脈裡的血應該是各一半的。血液進入肺以後，交換血氧，二氧化碳被置換出來，氧氣被重新融入。心房再把血液泵出來，這叫作動脈血，它是飽含氧氣的血，所以呈鮮紅色。它會進入每個細胞，細胞就會拿自身運作過程中產生的二氧化碳，置換動脈帶來的血。

置換出來的血經過涓涓細流，慢慢匯成靜脈的血回流到心臟，但是靜脈的血回流到心臟時，不是那麼有力量。靜脈血的回流有幾種機制，有些醫生認為這與我們的肌肉力量有關，當肌肉較有力量時，透過白天的運動，肌肉會擠壓靜脈的血，回流到心臟。但是如果一個人平常很少運動，或者他的肌肉開始變鬆，他的靜脈血回流到心臟的能力就會變差。

還有一種情況，腎臟扮演了一個很重要的角色。我們都知道血液流經腎臟時，會經過腎小管，產生的東西叫原尿，其中約有九七％，又會以彌散狀的形式，重新被吸收回人體裡面。

用著名中醫師倪海廈的話來說，它接近於水蒸氣，中醫認為它叫腎氣，有一個很重要的作用：它受過熱，是彌散性的，會在身體中游走。而且它從下往上走，所以會攜帶這種動能，幫助靜脈的血回流到心臟。

但如果一個人的肌肉運動量不夠或腎功能變差，結果產生的腎氣不足，無法有效的把足夠的靜脈血推回心臟。隨著一個人年齡見長，就會有越來越多的血液停留在靜脈的血管和微細血管裡面，沒有流回心臟，每天一點點，日積月累，老年時，參與動脈血循環的量會減少。

很多老年人因此出現了靜脈曲張，還有很多人各個部位都會出現淤青的血塊，稍微刮痧、按摩，破壞毛細血管後，那些幾乎沒有參與循環的靜脈血就會進入體表，皮膚開始出現各種淤青。巨噬細胞會把毛細血管裡面被擠壓出來的血視為異物，然後吞噬掉，所以很多人說身體不好時，會刮痧和拔罐，還有拍打身體，這是因為改善了局部循環。

但我們一定要有一個常識：巨噬細胞的分泌有限度，所以不能頻繁動用。有些人特別推崇拉筋拍打，說把全身拍得淤青，可以治療各種疾病。我的道家師父張至順道長說，這種方法很危險，雖然在短期內你會產生良好的感覺，好像還能治療很多疾病，但是長期來說對身體不好。所以對這一類拍打的方式，其實我持保留態度。

總之，從機制上來說，要有足夠多的靜脈血液回流到心臟，這對於心臟的功用是非常重要的。

如果心臟沒有足夠的靜脈血液回流，它為了支撐動脈裡面的血液以及所有細胞的需要，就被迫要耗費更多力氣，於是加速心臟的搏動。甚至由於血液黏稠度過高，心臟會搏動幾下後又停一下，出現跳動異常。很多人都有這樣的情況，就是跳著跳著突然停一下，沒有均衡的節律。在這樣的一個周而復始、年復一年的過程當中，血液回流心臟的量逐漸變少。

## 血氧濃度降低的另外兩個原因

此外，很多人肺的交換能力變得越來越差，肺裡的氧氣也就越來越少。許多人其實很懶的呼吸，呼吸並不深，如果你不提醒他，他這口氣也就吸到嗓子眼，頂多肺的上部，就算結束了。如果他努力的話，可以吸入更多的空氣。在很多人的不經意當中，肺的下半部就沒能執行它應有的功能，它的呼吸就會很淺，所以很多人其實沒有充分使用肺。

如果我們留心觀察小孩子睡眠，會發現小孩子睡著以後，吸氣時，肚子自然變大。這是因為氣吸到了肺的下部之後，推動橫膈膜，透過擠壓推動了腹部上升——空氣不可能被吸到胃裡。所以很多人呼吸得越淺，他的血氧交換效率就越差，於是血液的含氧量就越來越差，形成一系列惡性循環。

造成血氧濃度降低還有一個原因，就是現代人很少晒太陽和運動。尤其是晒太陽晒得太少。

事實上晒太陽有助於擴張毛細血管。你晒完太陽之後就慢慢的、微微的出汗，這個過程中，其實是透過汗液，把表皮和腠理之間的一些代謝物和垃圾排出體外。但是現在很多人不出汗，也不晒太陽，再加上很少運動，所以毛細血管以及靜脈就越來越少擴張，呼吸又變得很差。於是整個動脈裡的血總量變少，紅血球數量減少，血液黏稠度增加，攜帶氧氣的能力變差，再加上肺的呼吸功能也變差了。

在這樣一個循環過程中，氧氣在身體裡面扮演很多角色，其中最重要的角色，是給細胞供能，因為只有氧在身體裡參與生化反應和「燃燒」（我們用燃燒指代一切氧化反應）時，才會給細胞帶來能量，這些能量讓細胞和身體的各個環節去做應該做的事，分泌該分泌的物質，合成該合成的東西。這一切的東西都需要能量，如果能量不夠，每一個環節都相應打折，於是加速衰老。

## 熬夜影響造血功能，進一步加速衰老

還有一個很有意思的現象。我們的血液是從三個地方生成的：胸腺、脾臟和骨髓。隨著人的年齡增長，胸腺和脾臟的造血功能會衰退，這時候主要得靠骨髓。

在中醫理論裡，「腎」不單指那兩片腰子，而指腎臟和骨髓等的整個系統以及相關的功能，都用這個名詞來指代，它是一個集合名詞。所以中醫的很多補腎方法，不是直接補腰子，而是幫助整個腎的功能恢復正常。有很多治療失眠的方法，就是透過補腎來實現。

我們看《圓運動的古中醫學》以及很多中醫古籍，都認為腎陽虛和腎陰虛會導致睡眠障礙——腎陽虛就是腎功能低下，腎陰虛就是腎的物質基礎變差。

原來祕密就在這裡，一方面血液靜脈回流的效率變低，另一方面造血功能變差。可以想像，當血變得越來越黏稠，攜帶氧氣能力越來越弱，新鮮血液的總量變少時，硬體本身沒有問題，也會表現出有問題的樣子。就好像你把電器連接到電壓或者電流不穩定的電源時的狀態。這是暢銷書《人體使用手冊》中提到的關鍵論點之一。

問題是，造血常常在夜間睡夢當中完成。睡眠品質不僅涉及造血功能，而且與免疫力相關。最近《科學》（按：*Science*，極具權威性和影響力的世界頂級學術刊物）的一篇文章就提到，**造血功能對提升免疫功能有很大的幫助**。如果造血功能變差，會進一步削弱免疫功能，導致有更多的地方出現病症，於是身體需要更多的血液攜帶氧氣，前往出現問題的地方「救災」，造成更多的惡性循環。

年輕人在漫長的熬夜過程中，會有許多損耗，這些損耗在中醫裡面叫五勞七傷，本質上就是衰老。所以，**血液問題是導致長期睡眠障礙的一個非常重要的原因**。

在中醫裡面有一些補血的藥，例如當歸之類，很有效。大家如果願意了解的話，有一個著名的治療失眠的方劑，叫歸脾丸。

我常常建議那些血液循環不好、肌肉張力變差（因為脾臟還主肌肉）的同學，一方面白天要多晒太陽，適當運動；另一方面，要透過補脾來改善自己的血液品質，同時還要配合服用一些補腎的中藥，比如桂附地黃丸以及壯腰健腎丸（按：臺灣沒有販售壯腰健腎丸，建議詢問中醫師還有哪些中藥能補腎）。

## 精、氣、神：古人對循環系統的絕妙概括

更有趣的現象是，血液除了含氧之外，還含有許多其他對身體有用的物質。有些是現

代醫學已經發現了，還有許多是沒有被發現的。

中國古人對待這個事情的態度很樸素，他們發現，永遠無法徹底搞清楚，到底血液裡哪些物質對於身體有幫助。因為一個人的身體，就像一整個宇宙那樣複雜，有無數你知道或者不知道，可測量或者不可測量的東西。它們透過血液循環進入細胞，再透過血液循環代謝出體外。整個的循環系統非常重要，一刻都不會停止。

有一部分研究會考察血液裡面到底缺了什麼物質，可以細分到各種氨基酸、蛋白質、電解質，各種激素和因數。還有一部分研究，關心物質以外的東西，比如循環的動力是否足夠。另外還有一種更高明的研究，物件是我們的大腦和神經，也就是有意識和無意識的信號源影響血液循環的物質和動力。

這三種研究物件，在中醫裡面被稱為精、氣、神。對於精微物質，你永遠無法窮盡，所以不管什麼，統稱為「精」；對於循環的動力，稱為「氣」；對於影響這一切的信號，稱為「神」。對於精、氣、神這個循環體系，中國古人認為，與其花時間不斷的窮盡有什麼物質，不如想如何讓這個循環自然的發生。於是他們觀察：到底什麼樣的狀態可以說明循環變得更好？他們發現了三個非常重要的方法。

## 2

# 改善循環系統的方法：深呼吸與輕斷食

第一個方法，是盡可能有意識的進行深呼吸。因為呼吸，尤其是深呼吸，最能把更多氧氣帶入身體。有了血氧，身體才有生成其他物質的基礎和能力。而且在調節呼吸節奏的過程當中，不可以調節心臟跳動的節奏。

道家有一種觀點，認為人的身體裡面有兩種器官。第一種，用今天的話來說，約等於受到交感神經控制，或受到自主神經控制。意思就是你想動它，它就能動。比如，你想抬左手就能抬左手，想抬右手就能抬右手。第二種器官不受自主神經控制，例如，叫你馬上肝顫兩下，用意念讓胃蠕動，這是很困難——不是不可以，但這是很難的一件事情。不過這種器官其實受到自主神經系統影響，每天都周而復始的按照它的方式在動。

只有一個器官介乎這兩者之間，它可以透過你的意識進行控制，繼而影響其他臟器，這個器官就是肺。因為透過深呼吸，你可以有效的調節自己心臟的速率。

所有發過飆的人都知道，深呼吸可以平復自己的心情，可以有效的控制自己心跳的速度。深呼吸也可以加強腸蠕動，因為深呼吸會推動橫膈膜下移，透過氣壓的變化，改變若干個臟器的蠕動，這是一種被動的運動。所以，有意識的進行深呼吸，是調節這些問題的一個特別簡單的方法。

我有一個學生，上課時很認真聽講，但是我經常看著他坐在那裡，突然就睡著了。這叫「但欲寐」（按：因陽氣虛衰所致的想睡樣子），我很同情他，因為他同時也有一系列的高血壓、糖尿病等問題。

後來我找了一位老師，專門教大家做深呼吸練習。

把手臂盡量往後伸張，然後用最大的努力讓自己吸入氧氣，盡可能讓氧氣在身體裡多停留一會兒，因為我們知道，氧氣進入身體的血氧交換，其實還是需要一些時間，有些人吸入氧氣之後還沒來得及完成消化，就把它呼出去了，很浪費。

就是這麼一個簡單的方法，並且僅僅靠這一個簡單的方法，我那個學生居然減肥成功，而且睡眠變好。

隔一年之後再次看見他的時候，我很詫異的發現，他的眼睛雪亮，皮膚也亮了，體型變瘦，睡眠也改善。

我問：「你到底做了什麼事情，這麼神奇。」

他說：「就是要感謝梁老師，正是靠你介紹給我的深呼吸方法。」

我說：「怎麼會有這麼好的效果？」

他說：「我當時已經病得相當嚴重了，所以我有執行力，堅持每天做兩次，每次十五分鐘，總共三十分鐘，僅此而已。」

後來想想也是，更多血氧可以幫助我們把體內的脂肪，包括血液裡的脂肪分解掉，自然就瘦了。

更好的血氧和血液循環，可以讓我們體溫上升，而基礎體溫上升，就會致使更多的水變成水蒸氣，以各種方式揮發掉。更多、更好的呼吸可以改善血液循環，從而產生更好的基礎代謝，把體內更多垃圾推出體外。

這個方法之所以有效，還有一個很重要原因：他白天的血氧含量增加了之後，導致整個機體的血氧含量也比較高，到夜晚睡眠時，哪怕是血氧含量暫時變低，他也可以有足夠的本錢去支撐這一夜的睡眠。

深呼吸是很重要的話題，跟我們之前講的氣不順其實一脈相承，因為它們是一體的。

## 輕斷食能改善血液品質

第二個有效改善血液品質的方法是輕斷食。

首先說一下富營養化的問題，尤其是糖類代謝過多。我曾在脫口秀節目《冬吳相對論》裡討論過，人類攝入的糖比五十年前以及一百年前，多了八至十倍。這跟美國糖業協會也有很大的關係，他們當年說服人們，告訴大家食用更多的糖類對身體有益。其實，每一個協會都有他們的公關手段去推動增加食品添加劑。

總體而言，我們增加糖類攝入量，由於過量的糖類不能被身體吸收，它就會變成脂肪被封存起來，而脂肪不僅僅堆在皮下，它還可能堆積在肝臟，導致形成脂肪肝；它還可能混在血液裡面，導致提升血脂含量。

**定期減少攝入糖類和油膩食品，甚至定期的輕斷食，對改善睡眠品質很有幫助。**

定期的輕斷食——把身體裡面的血脂和其他位置的脂肪轉化為酮，然後消耗掉，非常有效。我親身驗證過，但我並不建議大家很長時間辟穀，每週有兩個晚上不吃飯，或者說只吃蔬菜，這容易做到，而且不難受。如果每兩、三個月有一至兩天，在有精準血糖監測的情況之下，只是喝水和深呼吸，保持血氧濃度的穩定，做一些斷食，有很大的幫助，可以有效的降低血脂含量。

在過往的一些輕斷食訓練過程當中，我們做了一些實驗，經兩、三天的輕斷食後，很多患者的血脂含量、血壓、血糖、血液黏稠度，都有明顯的改善。關鍵是輕斷食之後，腸道也被清空了。但**定期清空後恢復飲食，不可迅速吃下過多高蛋白質和高脂肪的食物**，因為腸道菌群需要時間重建，否則功虧一簣。所以祕訣在於輕斷食後的三至五天，也要嚴格控制飲食，應該是低油、低糖，以便腸道菌群慢慢恢復平衡，之後才開始正常飲食。

我嘗試這種方法兩次之後，發現今年的自己和前年及去年的自己有了非常大的改變，整個樣子都不同了。你們可以對比幾年之前我接受採訪的照片，與這一、兩年我在網路上，比如喜馬拉雅上的照片，樣子有很大的改變，我自己很有感。

## 泡澡及晒太陽能改善我們的很多循環

第三個有效、輕鬆且舒適改變血液的方法：就是泡澡，尤其是泡溫泉。

日本有一個實驗，某個村子裡的老太太，到了一定年齡，就會起夜（按：夜間因大小便而起床），導致睡眠很不好。研究者認為，其實是因為她們的水代謝能力變差了，而這個村子正好有溫泉，他們讓這些老太太在下午五至七點泡溫泉，因為泡溫泉時，人會出汗，這樣就能代謝掉一些水。泡完後用乾毛巾大力的擦，把每一寸肌膚都擦得乾透。**泡溫泉可有效改善我們的微循環。若溫泉的水裡再有一些礦物質就更好了**，在這個過程中，皮膚或許可以吸收一些有益身體的礦物質，並藉此改善身體循環。

如果不太喜歡泡溫泉，那麼有個替代方法就是晒太陽。我觀察晒太陽這件事很久，發現許多白領年紀輕輕就失眠，都因為他們白天開車或者坐車上班，在辦公室裡吹冷氣，一整天都晒不到太陽。下班回家時，天已經黑了。而週末時，往往要補眠、看電影、逛超市，也不晒太陽。所以一個現代人，晒太陽的總量比起自己的父母、爺爺奶奶，大概都不到他們的四分之一。

**晒太陽能有效的改善體表血液循環，長期晒不夠太陽，也造成我們的微循環不順暢。**當然，晒太陽不僅僅這麼簡單，它還能促成很多維生素合成。另外，有很多的研究顯示，晒太陽可以幫助對抗憂鬱症，還可以提升免疫功能。

我盡可能用大家都能理解的常識去看待失眠，讓大家很清楚的意識到，原來我們只要做到這幾件事情，真的對睡好覺很有幫助。我們到農村去看看，那些平常白天晒太陽很多的人，較少失眠。

有一次我去農村講失眠話題，當地的朋友都很詫異，說人怎麼會失眠呢？而現代社會，我們發現失眠和辦公室人群有極其高的相關度。經濟越發達的地方，失眠比例越高，比如美國的失眠率就比中國高。網路相關行業、辦公室人群，失眠率就比體力勞動人群要高，這些都顯示出，這背後那些簡單的生活常識帶來了相關的偏差。

還有很多方法能改善血液，比如定期檢查血液；如果可以，定期改善自己的飲食結構，從而改善腸道菌群和血液循環。總體來說，讓自己的血液更乾淨、更有活力，讓它更多、更好的分配在動脈和靜脈裡面，讓靜脈血液可以更順暢回流，讓肺更好的發揮功能；完成血氧交換，讓腎臟更好的發揮功能，幫助血液回流，降低血液黏稠度，讓每一個紅血球可以攜帶更多的氧氣……你就會得到更好的睡眠。

## 中醫有什麼解決方法

中醫從陰陽來看待疾病時，人體二〇％是陰虛病，八〇％都是陽虛病，其中陽虛病，一定會有陰成形，包括積食、痰飲，或者血瘀。這三種陰成形中，血瘀最容易形成，也最難治療。改善血液循環的處方，這裡要推薦的是血府逐瘀湯。

它是清朝王清任《醫林改錯》各個活血化瘀處方裡，最具有代表性的一首，由桃紅四物湯，四逆散加牛膝、桔梗而成。方中共有十一味藥：桃仁、紅花、當歸、生地黃、川芎、赤芍、柴胡、枳殼、甘草、牛膝、桔梗。

君藥：桃仁破血行滯而潤燥，紅花活血祛瘀以止痛，共為君藥。

臣藥：赤芍和川芎為臣藥，可助君藥活血祛瘀，牛膝入血分，性善下行，能祛瘀血，通血脈，還能引瘀血下行，使得血不鬱於胸中，瘀熱不上擾。療血瘀證，不能單單只用破血行血藥，有可能會動血耗血，需要加上涼血養血的藥，以防耗血。

生地黃性寒，味甘，可清熱涼血、滋陰養血。生地黃合當歸的養血行血作用，可祛瘀而不傷正；生地黃合赤芍可清熱涼血，以清瘀熱。三者同用，可養血益陰、清熱活血，共為臣藥。

佐藥（按：協助君臣藥加強治療作用，或消除或減緩君臣藥的毒性和烈性等）：桔梗、柴胡、牛膝和枳殼為本方中一個配伍亮點。兩對藥，有上有下，既能使血瘀得除，又可使氣血升降相互配合，使得氣血到達它應該去的地方。桔梗、柴胡上行，牛膝、枳殼下行。方中桔梗配枳殼一升一降，可寬胸理氣，桔梗還能載藥上行入胸中。

柴胡疏肝解鬱、升達清陽，清陽得升，則頭痛得減，而且柴胡和桔梗、枳殼相配，尤善理氣行滯，氣行則血自然可行。

使藥：甘草為使藥，可調和諸藥。所有的藥相互配合，使得血得活、瘀得化、氣得行，則所有的症狀自可消失。

這個處方為理血劑，具有活血化瘀、行氣止痛之功效。現代藥理研究表明：本方能改善血液流變性和微循環，舒張血管，增加缺血器官的血流量，明顯減輕心肌缺血的程度，縮小心肌缺血範圍和梗死面積，緩解心絞痛。

## 要保持血液健康，就要減少二氧化碳攝入

還有一個很重要的話題，與人們的飲食習慣有關，就是碳酸飲料。

血液動力學理論創始人王唯工教授接受我採訪時，說：「你會發現一件事情，健怡可樂（Diet Coke），也就是所謂低熱量的可口可樂，導致肥胖的概率和正常可樂幾乎差不多。在法國很多人喝葡萄酒，其熱量遠高於健怡可樂，但為什麼法國人普遍身體要清瘦一些？而世界上相對而言最胖的兩個國家，德國和美國，其人民都習慣喝帶二氧化碳的飲料：啤酒、可樂。」

所以王教授認為，其實二氧化碳才是肥胖真正的元兇。因為二氧化碳在身體裡面遇水會變成碳酸，碳酸會腐蝕身體，於是身體產生一種自我保護機制，用脂肪去包裹碳酸。

我也發現，有些朋友平常吃得很清淡，僅僅是因為喜歡喝可樂，結果長得很胖。

另外，在我們身體裡面，二氧化碳可以溶於水，它也可以在細胞之間自由穿梭。二氧化碳濃度增加了，氧氣的濃度就會降低。所以有些時候，僅僅透過**減少二氧化碳的比例，就可以提高氧氣的比例**。

王教授說，很多人抽不含尼古丁的菸，但只要是燃燒過的菸，都會影響身體，而且它真正的影響不在肺。很多吸二手菸的人肺不好，而吸一手菸的人首先不好的是胃。因抽菸時，口腔吸入的都是燃燒過的二氧化碳，那些紙、菸燃燒後會產生二氧化碳，二氧化碳會經由香菸過濾嘴吸入胃裡。胃裡的二氧化碳濃度過高時，就會影響整個胃的生態，繼而影響整個腸道的生態，包括整個腸道菌群生態。這些影響也會降低血液的品質。

當我聽王教授講到這些，就覺得如此基本的常識，為什麼我以前沒有想到過呢？王教授說，很多人都認為理解健康問題，需要非常專業的知識，這是個誤解。

就像股票之神巴菲特所說，一個人只需要有中學以上的數學能力，就可以投資了，關鍵是你是否會用常識，而這些常識，往往是需要深入思考才會獲得的。所以，我在這裡講的，都是一些大家應該可以了解的常識。

我非常喜歡巴菲特和蒙格的主要原因，就是他們總用一些很生活化的話來告訴你重要的事。你讀蒙格和巴菲特的書，幾乎看不到他們使用專業術語，幾乎看不到他們用做空、賣空、勢能等大部分股評人喜歡用的名詞。他們說話都非常樸素：現金流、收入成本、可持續發展的能力等，任何人都能理解的話。

改善血液品質，同樣如此。如果我們能做到這幾點簡單的改善方法，血液品質還是不好，可能就是別的原因造成的，我們再去就醫。如果你試圖繞過前文提到的幾個途徑，要透過更多高科技的手段來改善血液，或服用其他藥物，其實事倍功半。

因為這些東西太簡單了，簡單到幾乎不花成本，所以大部分商業機構根本不會告訴你，因為這些都無法變現。

## 定期捐血有助於血液循環

我們在這一章討論血液循環時，你會發現它其實牽扯到呼吸、脾胃、消化道系統、腎功能，包括水的代謝，這些都會影響我們血液的品質。

說到此處，我又想起一個有趣的細節，作為一個資深痛風患者，我常常和很多風友交流痛風的苦與樂。如果在飯桌碰見一個風友，大家都有種同病相憐的熟悉感，瞬間拉近距離，成為很好的朋友。

我因為痛風而認識了很多偉大而有趣的朋友。不過，我發現幾乎沒有年輕女性朋友患有痛風，她們也跟我一樣，吃火鍋和肥腸，但是很少得痛風。有人說這跟她們的激素有關，就像你很少發現有禿頭的女性，女人掉頭髮總是幾根裡面掉一根，頂多是稀薄一些。男人掉頭髮則是一片一片的掉，結果禿頭；也有人說，這種差異可能跟女性每個月一次的排血機制有關。不管她排出多少血，會刺激她製造出更多的血，來維持血液循環。

這件事情給我一個啟示：是不是應該定期去捐一些血？

有些人經常流鼻血，我小的時候流鼻血，每個月定期會流一次，或者兩次。以前很恐懼，害怕自己會因為流鼻血流死，後來發現自從不再流鼻血之後，出現了痛風、血液黏稠度增高，當然兩者不一定直接相關，但我隱隱覺得它有很大關聯。我以前一直在流鼻血，流得不多，流完了之後神清氣爽。我從青春期開始一直到大學，乃至工作之後都一直會定期流鼻血，以至於常常被同事嘲笑，說我其實是一個身體裡面裝著女人的男人，為此我覺得羞恥。

有一位老主管很擔心我，也擔心我做電視直播時，突然就流鼻血。他給我看一段影片：廣東電視臺就有一個新聞主播，有一天早上做直播時突然開始流鼻血，他以為是鼻涕，手一擦，結果擦得滿臉都是血。老主管很擔心我出現同樣的尷尬。

於是他帶我去了廣州一家醫院的耳鼻喉科，找一位有名的專治流鼻血的醫生。這位老醫生就很關心我，問到生活、工作，甚至還問了我的工資情況之類。他跟我一邊聊，一邊順手點燃了一個酒精燈，我也沒有留意。他說：「來，你把鼻子張開來，我給你做個檢查。」於是我把鼻孔對著他，他接著說：「你把眼睛閉上。」我就把眼睛閉上了。

突然，我感覺到他把一個什麼東西放進我的鼻孔裡，然後就聞到一股焦味。我睜開眼睛一看，他手裡握著一根鐵絲。我問：「你做了什麼事情？」他說：「沒什麼，我幫你做了一個很小、很小的手術。」

他居然用酒精烤熱鐵絲後，伸進我的鼻孔，把我鼻子裡面的毛細血管全燒了一遍，不是很疼，在沒有打麻藥的情況下就完成了這件事情。

我還沒有來得及哭，這個手術就做完了。然後他說我可以走了，從此我大概就每五年才偶爾流一次鼻血，而且流得很少，還是因為鼻子太乾，自己給碰壞的。

鼻血不流了，我的血液黏稠度開始變高了。這個事情，我不能說它有任何醫學上的道理，也不能說對於普適的健康問題有什麼參考價值，我只是把它當作一個親身經歷的故事，分享給大家。

有很多事情，你不能單純從一個點來看它。也許對於我這樣的體質來說，每個月定期流次鼻血，是很重要的身體自我平衡機制。

我們的身體太聰明、充滿智慧，它會以各種方式來讓自己活得更好。

所以，當我兒子現在像當初的我那樣經常流鼻血時，我就會跟他講這個故事，讓他不用害怕，我告訴他：流點鼻血可能是自我保護機制，只要不太過分，不見得是壞事。以我對你的觀察，每個月可以有這麼多的額度。

## 改善血液循環，是改善睡眠的重要途徑

本章開頭，我說過我透過手持無線發射儀，讓自己結團的紅血球展開了。在本章結尾，我想用一個故事做出呼應。

這個故事說的是有一個美籍華人，在矽谷創業，掙到了不少錢。但他的家族有一個奇怪的心臟方面的病，就是到五十多歲，人就會發病去世。他從小開始，就這樣眼看著父親

母親、哥哥姐姐都在六十歲以前因為心臟病逝世。

在他四十多歲時，他的心臟也出現了問題，他很害怕，覺得自己可能命不久矣。於是把公司賣了，回到中國做各種研究，不管西醫還是中醫，氣功、刮痧、針灸、湯藥他什麼都試過。有些時候有點效，有時候沒什麼用。他覺得不能在這種不確定當中等待著那個時刻的來臨。他很害怕，於是又到了美國繼續研究這個問題。

他偶爾看到一篇學術論文，其中闡釋一個機制：我們的身體受到傷害時，例如被刀片割傷，大腦會釋放一種電信號，調動血液以及其他功能去幫助傷口癒合，這是我們大腦會做的事情。但是慢性病，尤其血管慢性病，因為它長期受損，大腦長時間面對同樣的問題之後，就慢慢的不再釋放信號去修復它了。

一樣的，當人的血液黏稠度過高、血管內壁受損，這種很微小的、慢性的損傷，天天都在發生，甚至每時每刻都在發生時，大腦就會傾向於不再作出太大的反應。這個學術論文的想法大致是這樣。

於是，我朋友研究這個信號的頻率到底是多少，經過反覆的測試，終於發現一個獨特的頻段可以用於修復血管，跟腦電波發出的信號是一樣的頻段。他就用這個原理，生產出一款在美國通過食品藥品監督管理局（FDA）測試的微電流頻譜發射儀，那是一個獨特的頻段，他還把這個頻段申請專利。

他結合中醫理論，讓患者把這個小晶片一樣的東西，握在手厥陰心包經的主要穴位勞宮穴上面。它會對全身的血管發出一個頻段，就像大腦發出的一樣。血管收到這個頻段之後就開始進行修復，並且調整頻率。

推薦給我的人，是我們的其中一個投資人，是美國一家很大的保險公司的高管，他們使用這個設備跟很多保險公司合作，發現它可以有效的改善血管壁問題，包括修復血管壁的損傷，改善血液黏稠度的問題。

後來我們花了很多時間做測試，發現它的效果的確很好，而且這款產品也在中國通過了相關的資格認證，已經作為專業醫療器械，用來治療心腦血管疾病。

有趣的地方就在於，當很多人的心腦血管疾病治好後，超過八〇%的人，睡眠都相應的得到了改善。當我再見到這位先生時，他已經六十多歲了，滿臉紅光，如果我們倆一起拍張照，他看起來比我還年輕。

這件事，再次印證了我的推斷：許多人的睡眠問題，都與血液品質和新鮮血液的總量有很大關係。所以**改善血液的品質，是改善睡眠的一個重要的途徑。**

第四章

# 腎不強：中醫的腎不僅指腎臟

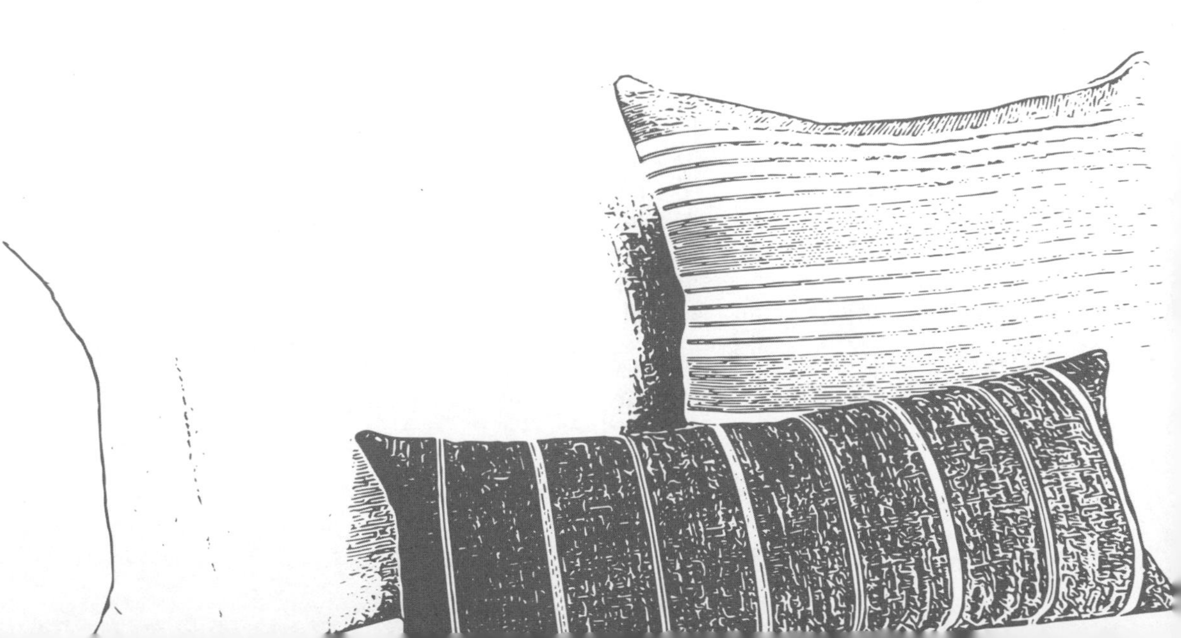

# 1 腎氣足不足，怎麼判斷？

我開始做睡眠研究，尤其是從中醫視角進行睡眠研究時，請教了很多老醫生，包括被尊稱「現代張仲景」的名醫李可。

那時候我工作壓力很大，在網路公司工作，經常要配合美國那邊的時間，再加上經常熬夜處理一些危機，所以睡眠品質很差，臉黑黑的、水腫，顯得很胖。又因睡不好，第二天總是強撐著，陷入惡性循環，身體各項指標明顯出現各種問題，像是血壓高、血脂高、尿酸高。

很多人都覺得職場上的男人是因為應酬多，大吃大喝導致三高。其實不是，光是吃喝不足以導致三高，還要加上巨大的工作壓力。

為什麼人會覺得心理壓力大？

## 壓力大，是腎氣不足的表現

中醫說，一個很重要的原因是志氣不足。

當一個人志氣足時，忙於自己想做的事情時，不會覺得壓力大。**只有內在的動力小於外在要求，人才會覺得壓力大**。

如果你內在的志向很大，而外面沒有機會給你的時候，你只會感覺「鬱悶」。早年剛剛進入職場，沒什麼機會做事情時，全是夢想、志向，那個狀態叫鬱悶。

話說回來，這個壓力大，它其實是志向不足，或者志向相較於外界對你的要求，是不足的。在中醫理論中，這種狀況常常體現為腎氣不足。後來我找到李可老師，我說：「老師，我這個身體可能不行了。」結果李可老師說：「你身體底子還不錯，主要就是腎氣受到了一些傷害，我給你調一下。」

我清楚的記得，那次他給我開了一張以四逆湯為底的處方。我人生第一次吃完藥後，到了晚上九點就睏得不行，隔天早上一覺醒來精神清爽，覺得好神奇。因為這個藥是我自己抓的，我知道它有哪些簡單的成分，所以，當時覺得怎麼這麼厲害，一副中藥能達到那麼強的效果。這張處方，可能是後來我在中醫領域研究睡眠的一個重要契機。

## 中醫裡的腎

後來，李可老師讓我參與整理清末民初的中醫學家彭子益的著作《圓運動的古中醫學》，我還沒來得及做什麼，各位前輩已經整理完了。我起初拿到這個檔案，是裝在一張三．五磁片裡，這種磁片的容量只有 1M 多。那時的電腦帶有磁碟機。

當時李可老師用很凝重和神聖的語氣告訴我：「這是我們古中醫學派的核心內容，你好好看一看。」當時的我看了，沒懂。

又過了一段時間，經整理補充後，《圓運動的古中醫學》出版了。李洪淵醫生是主編，還有孔樂凱、陳長青、呂英老師，他們後來都成為著名的中醫大家。

《圓運動的古中醫學》的〈古方中篇〉裡講到睡眠。在討論酸棗仁湯的使用和推論這兩節裡，雖然提到膽、肝還有血的問題，但是它占了很大的篇幅強調腎的問題。

其中有一張處方叫健步虎潛丸，是金元四大醫學家之一朱丹溪的名方，專治因年老或早衰而出現的失眠狀況。這個處方專門從固精強腎的維度來闡釋失眠。現在這個處方不應該用，也不可能合法的使用了，除非使用人工替代品，替換其中的一個成分——虎骨。

但這個處方的基本策略很值得我們研究，那就是加強修復腎功能。

## 中西醫腎概念的異同

腎，作為人體重要的器官之一，在西醫，腎的作用主要是排泄體內廢棄物，促進新陳代謝，維持體內電解質穩定和平衡；從中醫來看，腎的內涵更寬廣，不僅是西醫所講的腎臟，腎的功能也包括生殖系統、泌尿系統、造血系統、內分泌系統及物質能量代謝。

腎藏精，主發育與生殖。在整個生命過程中，正是由於腎中精氣的盛衰變化，而呈現出生、長、壯、老、已的不同生理狀態。

腎主水，主津液。腎具有主持全身水液代謝以維持平衡的作用。一方面，腎的陽氣把經胃受納（按：接受和容納水谷的功能）、脾運化（按：消化食物，吸收其中精華，並傳輸至心肺，布達全身的功能）、肺宣降（按：肺氣向上升宣和向外布散的功能）的水液蒸騰氣化（按：水分通過水蒸氣的形式散發到空氣中的過程）以分清濁，清者濡養機體，濁者排出體外；另一方面，腎與膀胱相表裡，腎對膀胱的氣化作用，主持尿液的排泄。故腎中精氣的蒸騰氣化，實際上主宰整個水液代謝。

腎主納氣，有攝納肺氣，促進吸清呼濁的作用。人的呼吸由肺，但吸入之氣必下達於腎。腎主骨，生髓。腎中精氣具有促進骨骼增長和發育的作用。

中醫將腎病大致分為腎陰虛和腎陽虛。腎陰虛，簡單而不精確的說，主要是指腎功能缺乏物質基礎；腎陽虛更多涉及腎臟以及膀胱、子宮、骨髓、腦髓等部分，所應發揮的功能以及腎的氣化功能等，是一個模糊而寬泛的概念。

後來我採訪中國工程院的郭應祿院士，他很詳細的從西醫角度描述腎的作用。站在現代科學角度上來說，腎主要指泌尿系統，它負責過濾血液中的雜質，關鍵是維持體液和電解質的平衡，最後產生尿液，使其經尿道排出體外。它還具有內分泌的功能，以此來調節血壓，同時它還分泌一些特殊的酶和激素。

腎的血液流量占到全身血流量的二〇%至二五%。一般來說經過腎臟的水和血液，九六%以上會重新被吸收。正常人一天的尿量約一千五百毫升，大概每天分四至五次排出，多於八次叫頻尿。在流經腎臟時，葡萄糖、胺基酸、維生素，還有蛋白質，幾乎全部會吸收。肌酐、尿素、尿酸和其他代謝產物就會隨著尿液被排出體外。腎小球會把身體裡面的大部分的鈉、鉀、鈣、鎂、碳酸氫、碳酸磷等物質都回收。

如果腎功能出現問題，這些物質便不能被有效的回收，或者有相當部分就會隨著尿液排出，甚至還有一些蛋白質也會因此流失。

## 2 控制全身各項指標的平衡

在中醫裡，前一節提到的排出過程，叫「漏」。我們常常說人要「補」，好像覺得要加點什麼才能補。其實補的第一層含義，是防止「漏」得太多。就像鍋，你得首先把破了的鍋底補上，然後再往裡面加水或湯，它才會繼續煮，否則沒有意義。

### 要補腎，先補「腎漏」

我們大部分人講的補，都是「進補」，都是額外往裡再添加東西。我們常說這個人缺乏維生素、蛋白質、胺基酸，然後就透過飲食去增加。但是我們都忽略一件事：**很多人在補足腎功能之前，沒有做好調節**，沒有完成真正的「補」的過程，結果漏光，撒出來的尿一看就很多泡泡，像營養豐富的啤酒一樣。

這種情況，用中醫的話來說就叫「漏精」，就是漏掉了精華。因為漏了這些精華，所以沒有足夠的比例回到血液和身體裡發揮作用，尤其是分泌各種激素，控制全身各項指標的平衡。在這些方面，腎臟都在扮演非常重要的角色。

## 腎有重要的蒸騰作用

還有一點我在前面提過。倪海廈老師在一個學術會上講到，他認為腎臟有個功能，是把過濾的水以彌散狀重新供到血液裡，它不僅簡單的把水分變成了彌散狀，而是把水的分子變小了，更重要的是，讓水形成某種類似於水蒸氣的狀態。水以這種狀態在身體裡面，和其他的體液不同，可以更好的推動靜脈回流，也就是中醫及道家經常講的「氣」。

我在上一章裡也提過，這個氣其實是推動整個身體裡面的血液循環、水液循環，還有淋巴液循環的一個基礎，它就像水蒸氣一樣，從下往上升騰。這個功能非常重要，因為只有足夠多的水蒸氣升騰上來，才能幫助人把遠端的水、氣、血回流心臟。

水蒸氣去到肺以後，會與吸入的冷空氣相結合，冷凝之後，就再次像降雨一樣，把上半身的熱往下帶。在《道德經》裡，這個過程叫「人法地，地法天，天法道，道法自然」，人的身體就像大地一樣。所以《圓運動的古中醫學》裡面，把膀胱這部分功能稱叫作太陽寒水。

我以前總是不懂什麼叫太陽寒水。其實，就是陽氣加熱蒸騰水之後，從水變成水蒸氣。這個過程中，太陽加寒水，簡稱太陽寒水。所以那些上面上火的人，就是因為蒸騰上來的水蒸氣不足，再加上吸入的冷空氣不夠多，就不能有效的把心、咽喉、臉部的熱往下引帶，從而形成上火。

所以為什麼說肺主肅降，其實說的就是，肺功能把水蒸氣變成冷凝水。這很像空調，冷凝水是從上往下流的，類似把人上半身的熱量往下傳遞。因此我們常常會發現那些腎功能不好的人，更容易出現牙齦腫痛、流鼻血、臉上暗瘡、眼角發紅、高血壓等，我們稱之為「熱象」。

我在學醫的過程當中，李可老師反覆強調，他說很多火都屬於虛火，原因是它並非真正意義上是由受熱而來，只不過是這個熱無法下降導致的。它的表層原因是肺功能變差，底層原因是腎功能變差。

在冷凝機制沒有受到影響的情況下，本質問題其實是升騰上來的水蒸氣過少導致。水蒸氣蒸騰上來少了，肅降下來的冷水就少。肺吸入冷空氣而形成冷凝水，在肌肉和筋膜之間逐層往下滲透的過程當中，如果不能有效的被蒸騰回去，就會出現兩種情況：經常坐著的人就會出現陰部潮溼、瘙癢；經常站著的或走路多的人，這個水就繼續往下走，到腳下，變成腳腫、腳氣。

## 特定症狀對應特定經絡

有趣的是，有過腳氣、感覺腳癢的人都有一個很奇怪的經驗：都說腳氣是因為有細菌，但為何雙腳都有細菌，右腳卻比左腳癢一點？按道理說不應該。

還有就是，有時腳趾縫特別癢，有時則是腳板底、腳跟、腳內側或腳外側特別癢。按理說整隻腳同樣分布細菌，如果潮溼，就都潮溼，為什麼在特定地方特別癢？

其實是因為經絡走不通，也就是氣血不順。搭配經絡圖，你可以看到腳內側通常是脾經走的位置。若脾經不通，或處於從通走向不通的過程裡，腳內側就會癢。

從中醫的角度說，癢是一種小痛，就像笑是半哭一樣。我們看過爸爸把小孩拋到半空中，再接住，孩子突然會嘎嘎的笑，那是因為笑在哲學上來說，是一種由於恐懼的哭，但在馬上要哭時的一種瞬間釋放，所以笑叫小哭；而癢是還沒有到痛的狀況下的半痛狀態，道家稱之為小痛。

中醫說痛則不通，通則不痛。不是很通，但是沒有完全堵住，也就沒有達到很痛的地步，它就表現為小痛，尤其是表現為癢。脾經不通，溼氣阻塞，就會在腳的內側癢，腳跟癢是腎經和膀胱經不通，腳趾癢是胃經不通，而腳底癢，也是膀胱經和腎經不通，還有腳板的外側癢是膽經不通。

我在跟老師學習的跟診過程中，經常發現許多溼氣很重的人都有腳氣，都有很癢的問題。我當時問：「同樣的溼度，按道理說細菌都是彌散式分布，為什麼特定的地方癢，旁邊的地方就不癢？」

我提到這個問題時，老師表揚我，說「處處留心皆學問」，別看是腳癢，其實這包含了很深刻的經絡知識。

簡單而言，腎臟有幾個主要功能：

1. 儲藏精氣，為人體的生殖、造血、生長發育、防衛病邪製造物質基礎。

2. 平衡身體水液代謝，與膀胱合作，排泄尿液。

3. 負責納氣，協調呼吸運動。
4. 促骨生髓，養腦益智。
5. 促進頭髮生長。
6. 腎氣通耳，可以控制聽力。
7. 控制二陰的開合。

## 3 腎不強，全身各功能都會變差

為什麼這些水氣不能在下降中蒸騰回來？

因為腎功能不好，導致那些本來可以被身體轉化利用的水，不能有效的被重新吸收。若它不能被身體內部吸收，變成水蒸氣，又不能排出體外，就會出現溼氣，彌散、停留在身體的各個經絡中。換個更標準的說法，它就會停留在不同的肌肉和組織液當中。

不同的肌肉和部位，對應到中醫的經絡，總會有一些相應的症狀。

也就是說，特定的部位、特定的肌肉，總是有特定經絡經過，所以不管是麻、痛、腫、癢、瘡，還是其他情況，你除了從肌肉、筋膜、骨骼的維度看，還可以站在經絡這條線上來看種種問題。

## 腎虛會使人溼氣重或缺氣

腎虛會導致我們剛才提到的問題：

一、控制不好腎的人，不能很好的排尿，或不能順暢的把水排出去，於是形成水腫。

二、頻尿。

這其實都是腎功能失常的表現。

這兩個狀況繼而造成了兩種不同的問題：如果不能有效排泄，就會導致溼氣重；如果排泄過多，就會導致身體缺水，或者更準確的說，是缺氣。而且因為腎把水變成原尿，大部分的原尿又要重新回到靜脈，被身體吸收，小部分的原尿進入膀胱。如果這個過程中比例失衡的話，就會導致更多有效物質流出體外。

另外，現代醫學證明，腎臟功能強烈影響全身的電解質和酸鹼平衡。

## 睡眠差和生殖功能下降

還有一點，站在中醫的角度看，腎虧損，會導致生殖功能的下降。中年人都有這樣的日常經驗：當因為腎氣不足而導致睡眠不好，早上醒來時，「小頭垂頭喪氣」。這是睡不好，還是腎功能弱？

其實，睡眠不好和「垂頭喪氣」只是相關關係，而不是因果關係，其共同原因是腎功能不好。有很多人以為是因為睡不好，所以不能生「雞」勃勃，其實是因為腎氣不足，也就是腎功能不好。

通常腎虛導致的失眠患者，還伴隨著以下症狀：耳鳴，頭髮開始變白、變枯、脫髮等。這時你用手摸兩個腎的位置，溫度經常比較低，因為它的活力變差了。

比如，現在你用手去摸自己的雙腎部位，感覺自己手熱，說明你的腎溫度偏低。如果腎也很熱，你不會覺得手熱，所謂「沒有比較就沒有傷害」。

所以當你的手摸著兩個腎的位置，覺得熱氣傳導過去就很舒服，說明你已經開始腎虛。為此我還摸過我兒子兩個腎的位置，手的溫度和腎的溫度是一樣的。而一般中年人摸到自己的腎區，都是手顯得熱一些，腎顯得冷一些的。差異明顯。

TIPS

## 健身：自身熱傳遞

有一種健身方法：把手搓熱後，用手的溫度去熱自己的腎，關鍵是它可以達到水火既濟（調和）作用。

因為手掌心走的是手厥陰心包經的位置，所以，手掌上的勞宮穴，屬於手厥陰心包經上的穴位。腎氣不足時，往往會導致心上的火不夠收斂，繼而形成高血壓的前兆，所以高血壓的人手掌心乃至上半身溫度偏高。

用自己的上半身的熱在身體外部與下半身進行交流，其實也算是自身的水火既濟。

有人開玩笑說，其實最好的方法，就是晚上睡覺之前，用自己的掌心去搓腳心。這個動作從本質上來說，也是水火既濟，透過這個動作來調和自己的心火與腎水。

但是持續做這個動作很累，很難堅持。

## 影響臟腑的熱迴圈

腎的活力降低之後，它運動不夠，相應的，血流速度漸緩，處理能力和功能變差，都會導致溫度變低，所以小腹也開始變了。因為腎的前半段和腸道相互影響。有時候是因為腎冷導致小腹冷，有時候反過來，是小腹（即丹田附近腸道）的溫度變低之後，導致腎冷。這個要在臨床中去看到底是什麼原因。

在中醫裡，胃氣下降是重要的熱量通路。我們上半身的熱量除了透過水往下走之外，也透過中間的食管一層層往下傳遞。

我跟很多學西醫的朋友溝通時，他們嘲笑說中醫講起來太玄。我說：「如果不透過這個理論，很難解釋為什麼在相隔不遠的地方，溫度差別有那麼大」。用同一隻手觸診，摸遍皮膚，能會明顯感覺到部分位置的溫度就低很多。

五行裡講金生水，除了肺經「天一生水」（按：五臟對應五行，為心火、肝木、脾土、肺金、腎水），生的是天水之外，大腸經也會產生腎的熱量。如果大腸不夠熱，會導致腎臟溫度降低。所以很多有經驗的老中醫治腎，不會直接開治腎病的藥，而會摸患者的丹田，如果冷，直接灸丹田，把腸道灸熱了，腎氣也起來了。

小腹裡面就是大腸，大腸溫度太低的人還會伴隨著一個情況：便溏（按：大便不成形，形似溏泥）。當年我在採訪徐文兵老師，講《黃帝內經》時，他比喻的很具體，他說這些糞便在大腸裡面渥堆，如果溫度過低，就不能把水控乾，所以出來就是稀的。相反溫度高的話就可以。換句話說，溫度足夠高，微循環就好，可以有效的把控乾這些水。乾了之後，糞便容易成形。

TIPS

## 如何治療腹瀉

治療便溏，就是我們說的拉肚子，有一款中成藥叫附子理中丸，它包含了四逆湯的成分，另外還加了燥溼利水的白朮和健脾補氣的人參。所以，治療範圍比四逆湯還要廣泛，尤其是陽氣不足、陰氣過盛引起的問題。這種人主要表現就是怕冷，特別是腹部。腹部虛寒的表現首先是腹瀉，所以要用上附子來溫補脾胃這個陽氣，散去寒氣。

有一種腹瀉是「五更瀉」，就是早晨起來就要拉肚子，嚴重的是清晨五點剛醒就得去廁所。這是脾腎陽虛導致的。治療五更瀉，有款中成藥叫四神丸，成分是補骨脂、大棗、肉豆蔻、吳茱萸、五味子。如果是長期清晨腹瀉，最好是附子理中丸和四神丸配合著吃，可增加溫補的力量。

所以，只要觀察腎臟和大腸之間的位置，就會知道兩者除了現代醫學看到各種的關係之外，其實有一種關係——溫度的傳導關係被大家忽略。大腸的溫度降低，會拉低腎臟的溫度，腎臟溫度降低也會拉低腸的溫度，所以它們之間相互作用、影響。

後來，我在一本日本的講生命科學和養生之道的書裡看到一段文字，一個日本的老先生講怎樣才能保持身體健康，他的祕訣就是泡澡。

他泡澡和別人不一樣。一般中國人泡腳，只泡腳本身，連踝關節都泡不到。他說這其實是不好的，要泡就應該坐在浴盆裡，泡到肚子以上的部分，但不要泡到心臟位置，泡到心臟部分會導致高血壓。就坐在浴缸裡，讓水的溫度改善下肢的溫度。而且泡澡可以改善臀、大腸、大腿、小腿、腳的血液循環。

但有一個非常重要的步驟：泡完澡後一定要用乾毛巾完全擦乾皮膚，因為水分沒有擦乾、滲入皮膚的話，會導致水在皮膚表面氣化過程中帶走更多熱。

泡澡能改善血液循環，有利於分布血液，促進血液從上半身向下半身走。

現在很多人平常不怎麼運動，但是很喜歡說話、思考，很喜歡看各種有意思的東西，經常生氣，不停吃東西。這一切都需要氣血來支撐，需要能量和營養，所以血液容易較多分布在上半身。

我們常聽中醫說這個人「上下不交」，說他上熱下寒，他自己也能清楚的感覺到，身體的橫膈膜以下是冷的，橫膈膜以上上火。我們拋開中醫很多很經典的說法，簡單從物理的角度來說，改善血液分布和血液循環，有助於改善這種情況。

這也就是為什麼很多人在睡前泡腳、大腿，甚至泡澡，會睡得很好，因為這時候血液就會被引向身體下端。還有很多人在腳底板貼個熱敷條、灸，原理都是一樣的，引氣血下行。

早年我看北京中醫協會理事中里巴人先生講治療失眠，他建議用「金雞獨立」的姿勢來改善失眠問題。我一直不理解這個原理，現在想來，其實跟剛才提到的原理一樣：當你單腳站立時，你不得不專注於那隻站立的腳。

熟練武術的人都知道一句話叫「意到氣到」，當意念到那裡的時候，氣血就會朝這個方向走。所以當你的意念一直關注腳下時，氣血也是往下走的。氣血下行，更多到腿上，上半身的血就會減少，所以它能讓上半身不那麼興奮，又能讓下半身循環得以改善。

一個人在夜晚睡眠中，有件很重要的事情，就是身體的大部分血液應該回流，要更好的經過肝臟，讓肝臟去處理血液，這是一個簡便的方法。我們還知道，肝臟是人體裡最大的解毒器官，體內產生的毒物、廢物，還有從外面吃進去的東西，特別服用大量的藥物等，也必須靠肝臟解毒。

當一個人晚上睡覺時，如果血液能更順暢的從橫膈膜以上的部分，回流到內臟，尤其是肝、腎，那麼他的血液會更乾淨一些。可以設想，晚上睡覺時，身體可能做這兩件很重要的事情：

第一件事情：大腦處在睡眠中，會讓白天腦細胞工作所產生出來的垃圾，也就是類澱粉蛋白，隨著腦脊液流出大腦。必須在睡眠過程中，細胞與細胞之間放鬆，它才能流出來，進入淋巴和血液循環系統，然後被代謝出體外。如果沒有睡著，這些東西就會一直停留在大腦裡面，便沉澱成為β－類澱粉蛋白，而β－類澱粉蛋白與阿爾茲海默病的形成有關。

第二件事情：晚上血液會從大腦、上身和體表回流到肝、腎。如果有足夠多的血液流過腎臟，腎就會更好的工作。如果腎氣夠強，血液裡九九％的水流過腎臟，又重新被腎臟吸收，那麼其實流到膀胱裡的尿是少的。而如果這個功能變差了，就有更多尿液沒有被身體吸收，從而進入膀胱。

於是很多腎氣衰的老年人會頻尿，晚上被尿憋醒，起來夜尿。我發現練習道家功法的人都有一些奇怪的動作，搖胯、擺胯，還有提臀，這些動作都有一個重要的功能，就是鍛鍊腎臟及周邊的肌肉。

比如，有人練功時，有這樣一個動作：臉和肚子貼著牆，然後上下移動，這樣你的腰就要往肚臍前方去傾斜、擠壓，變成更大的S形，才能貼住牆面，上下移動。這實際上是用外力去擠壓腎臟，使腎臟被動做運動。

在中醫，補腎不光是補腎臟，也是透過調節腎功能，增強骨髓的造血功能。人到了一定年齡，新鮮血液主要是靠骨髓生成，腎也參與了這樣一個工作。

## 補腎可以改善呼吸

我在一本古醫書上看到，判斷一個人是否是呼吸暫停，要注意區分兩種情況。一種是吸進去的時候卡住，呼不出來，這主要是心肺問題；一種是呼完之後卡住，空氣吸不進去，主要是腎的問題。所以同樣是打鼾、呼吸暫停，要看是吸氣吸不進去，還是呼氣呼不出來，各有各的治法。

中醫認為吸氣吸不進去，主要是腎氣的問題，腎不納氣。西醫可能有另外的解釋，不過我關心的不是具體原因，而是它能否提供一種思考角度，然後我們用實踐去看，透過中醫的補腎方法真能改善呼吸功能？事實上十年間，我開正安中醫的十二家診所，大量的醫案證明，經常有透過補腎來改善睡眠呼吸功能的例子。

通常因為腎臟問題而導致的失眠，還會伴隨這樣一些症狀：

1. 水腫，尤其是眼瞼和足踝，上下眼瞼水腫，足踝水腫。
2. 高血壓。
3. 腰腹疼痛。
4. 血尿。
5. 蛋白尿——撒一泡尿，跟啤酒一樣泡沫豐富。
6. 尿路感染。
7. 小便深黃色，或者是小便時刺痛。
8. 小便不順。

9. 尿液突然增多或者減少，或者突然出現夜尿。

前面我們提到，通常老中醫在講腎虛時，實際上隱含這幾種可能：腎陰虛、腎陽虛，或者陰陽皆虛。腎陰虛，即讓腎功能發揮作用的物質基礎變少。

通常一個人正常飲食，不會缺少物質，只有一個可能就是前文提到的「漏」；腎陽虛，是指腎的做工不夠有力。至於腎氣太足的情況，除了童男童女，一般是沒有的。如果過強，有些時候也是腎陰虛表現為相對性的亢症。

TIPS

### 腎可以改變紅血球數量

二〇一九年諾貝爾生理學或醫學獎揭示了人類和大多數動物，如何感知到缺氧，並開始透過增加紅血球改善缺氧狀態的原理。研究發現，人體幾乎所有組織中都存在氧感應機制，而不僅僅是在通常產生促紅血球生成素（ＥＰＯ）的腎臟細胞中。

由此我們可以知道，全身都可以不同程度的感知體內氧氣狀態，然後通知腎分泌促紅血球生成素，在骨骼中進行下一步造血工作。所以每當夜晚睡眠時缺氧，身體會首先啟動這種代償機制，這也是為什麼有些人已經暫停呼吸，但是血氧含量變化不明顯的原因之一。

對此，我們可以聯想一個問題，如果缺氧就增加紅血球，長期如此會不會造成血液黏稠？我觀察到這樣一個現象，有的人血液在顯微鏡下看，紅血球很多，但是連成一片，並且都是正面與背面連接。紅血球是兩面凹陷的橢圓形，這樣便於吸納更多的氧氣，紅血球中的九〇％由血紅素組成，通過肺小球取得氧氣後，流向全身交換物質，當它們黏在一起時，這種能力就會下降，此時，如果單純補充紅血球，可能不是最好的供氧方法。在經過艾灸、刮痧、拍打等中醫療法後，我們再觀察血液情況，會發現有一定程度的改善。

當然，紅血球攜氧量下降，還可能是自身血紅素品質出了問題，所以在具體治療前，一定要聯繫醫生診斷。

總結來說，一個良好的腎可以幫助我們調節紅血球數量，但是調動代償機制可能會在身體裡堆積新的問題。所以，我建議每個人都要注意觀察自己身體的變化，多學習一些相關補救的方法，下節，我將匯總並分享的強腎方法。

紅血球狀態識別小常識：

1. 新鮮單個的紅血球是黃綠色。
2. 許多紅血球重疊在起就會呈現深紅色；攜帶氧氣後會呈現鮮紅色。
3. 攜帶二氧化碳後會呈現暗紫色。

## 4

# 強腎的法門

《圓運動的古中醫學》裡有一個滋補腎陰的處方——用海參燉豬肉，大補腎陰。海參是一個很神奇的東西。我在加拿大見過一種從北極海裡撈上來的海參，其形狀栩栩如生，極具象形功能，讓人讚嘆。

還有一樣補腎的佳品，叫肉蓯蓉。我在新疆某個藥酒店看過他們用肉蓯蓉泡酒，長得就像一根完整的植物陽具。很多人都嘲笑中國人的這種象形思維，覺得這個以形補形很不可靠。但是以前我們去新疆時，新疆導遊跟我們開玩笑：「這個肉蓯蓉，男人吃了女人扛不住，女人吃了男人扛不住，男人、女人都吃了，床扛不住。」當時我們哈哈大笑，覺得略顯低俗。但是同行的幾個朋友，那天晚上喝了用肉蓯蓉泡的酒以後，渾身燥熱，極其亢奮。後來大家都談此色變，再也不敢吃了。

還有幾樣補腎食物很有意思，一個是牛骨髓，它能補腎益髓，《本草綱目》記載它潤肺補腎、澤肌悅面（讓臉色變得很好），對於腎虛羸瘦、精血虧損者來說，尤為適宜。

羊骨頭也是這樣一個作用，尤其是羊蠍子。早年我第一次到北京來讀書，看到滿大街都是羊蠍子。《本草綱目》說，羊脊骨補骨虛，通督脈。唐朝的《食醫心鑑》裡介紹，腎臟虛了，腰脊轉動不得，很疼時，搗碎一副羊脊骨後煮爛，光吃這個就行。

豬腎，就是豬腰子，也很補，但是它性味寒涼。《圓運動的古中醫學》裡提到，可以把豬腰劃出若干口子，在裡面塞上一些薑末，拿去烤來吃。我們去吃烤串時，喜歡吃烤羊腰子，其實也有類似的功能。雖然有點膻，不過吃完之後，你還是覺得有一種隱隱約約的滿足感和興奮感。

## 推薦兩味中成藥

中醫有很多中藥補腎的方法，都需要辨證論治。因為每一種藥的作用都不同。在我看來，有兩味平和的中成藥，很值得跟大家推薦。

一味是廣州老藥廠陳李濟出的壯腰健腎丸。它用了很多有趣的南方草藥，其中有一味藥叫黑狗脊，它不是真正的狗脊，只是名字叫黑狗脊。我回家鄉掃墓時，看過農民從地裡挖出來一個，它其實是樹根，但是這個樹根有絨毛，把樹根放在那，就像一條栩栩如生的狗一樣。還有一些其他的成分，像黑老虎，實際上都是植物。

另外一味藥是李可老師介紹的，他說很多人到了中老年之後，只要出現了以上那種腎虛的情況，可以經常吃桂附地黃丸。地黃很有意思，它有極其強大的功能，能把土地裡所有營養物質和礦物質全部吸收上來。種過地黃的土地，兩年內都沒有辦法再使用。礦物和土地裡面的營養物質、微生物全部被它吸入，變成了它的一部分。

中醫做法是把它九蒸九晒。怎麼做呢？就是拿地黃和黃豆一起蒸。黃豆有大量的蛋白質，蒸完了之後把它晒乾，然後再撒上一層新的黃豆，再蒸、再晒。重複九次後，地黃就從生地黃變成了熟地黃。這個熟地黃又黑又糯又軟，很香，是一味非常滋補腎陰的藥。如果以地黃為主，加上其他幾味藥，就叫六味地黃丸。其實很多人除了腎陰虛之外，同時還兼腎陽虛。桂附地黃丸就是在六味地黃丸的基礎之上加了兩味藥：肉桂和附子。肉桂能擴充血管、改善血液循環。有一樣東西可以撒在咖啡上面，叫肉桂粉，肉桂粉就是肉桂磨成的粉。為什麼很多人早上喝撒了肉桂粉的咖啡之後覺得興奮？因為他血液循環改善了。

附子這味藥專溫腎陽，提高腎的功能，力道非常強勁。《神農本草經》上記載，它有強大的溫養功能，不過其溫養功能在某種程度上來說，稱得上是一種微創。就像《反脆弱》（*Antifragile*）這本書裡面講的原理：你要讓一個東西變得強，可以給它一些輕度刺激和傷害，這樣會激發起它自己的活力和功能。

再比如《君主論》裡面就講過，一個國家出現一些內部混亂的問題時，君主會製造一些對外戰爭，用這個方法來團結內部的鬥志，加強國家的活力。

附子這味藥有一點點毒副作用，其實是對腎臟的一種刺激。它令腎臟加強了自身免疫功能的調節，所以不能經常吃這味藥。藥典裡面要求每副藥中，附子的劑量要控制在九克以下。當然在同仁堂（按：在清朝創建的藥店，在世界各地皆有分店）等很成熟的成藥體系裡面，它已經做了充分的藥毒處理和劑量的控制，所以很安全。

## 用藥見效後，要迅速改用物理療法

在我所知道的所有補腎方法裡，經常吃各種藥物的方法，其實對肝腎功能有影響。無論是中藥、西藥，經常服食還是會有毒副作用。

所以我常常建議我們的醫生跟患者：短期之內可以用藥，當解決了一些症狀之後，要迅速改用物理療法，類似於像針灸、理療（按：利用人工或自然界物理因素作用於人體，使之產生有利反應，達到預防和治療疾病目的的方法）、推拿、按摩等。再過一個階段，這種被動的外力，被動的加強循環的方法也應該減少，最後要敦促患者靠鍛鍊來改善。

通過鍛鍊來補腎，最好的方法，居然是兩個你從沒想過的簡單方法：一個是小便時咬緊牙關，另外一個是沒事的時候做提肛動作。等公車、看電視，站著的時候做提肛動作，這樣可以改善下焦的壓差，令腎臟在內部空氣壓差的按摩之下產生運動。

另一個特別有意思的方法，是當年我跟一位道士學的。這位道士跟我說，很多人打完坐之後就算完了、就走了。其實這等於浪費打坐。我問怎麼才算不白打，他說打完坐、站完樁以後要做一件事情，就是用雙手按住小腹，然後向裡吸，讓自己的整個小腹腔一直往裡擠，然後收緊二陰（按：前陰包含男女外生殖器，如陰莖、陰囊、陰戶；後陰指的是肛門），總之要很緊很緊，緊了之後停一停再緊，數三十六下，「啪」一下子放鬆。我問：「這有什麼作用？」他說：「你練這個，過段時間就能感受到自己腎氣的提升。」

我後來琢磨一下，其實這個原理很簡單，你用這種主觀意識的方法去擠壓，讓它處在高度緊張狀況，再突然一下放鬆，血液會迅速被吸入盆腔，然後再擠壓再吸入。用這樣的意念加呼吸導引的方式，改善這個位置的血液循環。

## 明理，而後隨機應變

我們說理、法、方、藥，任何事情要明理，明瞭這個理以後，其他的方法都是隨機應變的。我剛才講到這種不斷的提肛，或者是不斷的擠壓自己，讓自己腹部收緊，然後突然放鬆的方式，原理就是改善你的腎臟、膀胱，以及整個下焦，也就是傳統上稱為腎的整個系統，包括生殖系統的血液循環。

**替代療法就是經常要泡澡，不是泡腳，是肚臍以下的部分都要熱水泡，這是一個很重要的方法。**如果實在不行，起碼應該經常艾灸那個地方，改善循環。但是這些東西都是外力，都不如改善內力來得有效。

## 強腎是改善循環、杜絕早衰的根本之道

再次總結一下，在中醫裡，腎是一個更寬泛的概念，它包括物質和功能；也包括腎臟、膀胱、脊髓。所以中醫講補腎，都講究先補後健。先補，先把漏洞補上；後健，再提升它的循環。

好的腎功能可以改善全身的循環系統，尤其是水循環系統，也改善身體的靜脈回流，也就是血液循環系統。

只有在循環系統比較健康的情況下，身體才能在夜間血液循環變慢時，仍然有足夠的血流量和循環速率，令身體不至於缺氧，這和我之前講的胃是一脈相承的。

只有比較健康的腎功能，才能令尿液生成量正常，而不至於太多。從晚上十點開始睡，如果尿液生成過多，到了早上三、四點就已經很多了，以至於「人被尿憋醒了」，這是很多老年人睡不好的主要原因。所以中老年人的睡眠問題一定要從腎論治。

很不幸的是，別看現在很多年輕人表面上很有活力，好像神采奕奕，但其實已經出現了早衰的情況。酒喝多，常熬夜，睡眠不規律，平常工作壓力大導致的氣血循環紊亂，令很多人在三十歲以後，就出現了各種情況的早衰。所以對一些看著很精壯的中青年朋友，你摸他的脈象，會發現他雖然有著一張三、四十歲的臉，但是已經有了一副六十多歲的身體。所以對於這一類失眠，補腎、健腎的治療方法才是根本之道。

# 第五章

# 光線：光是看得見的宇宙頻率

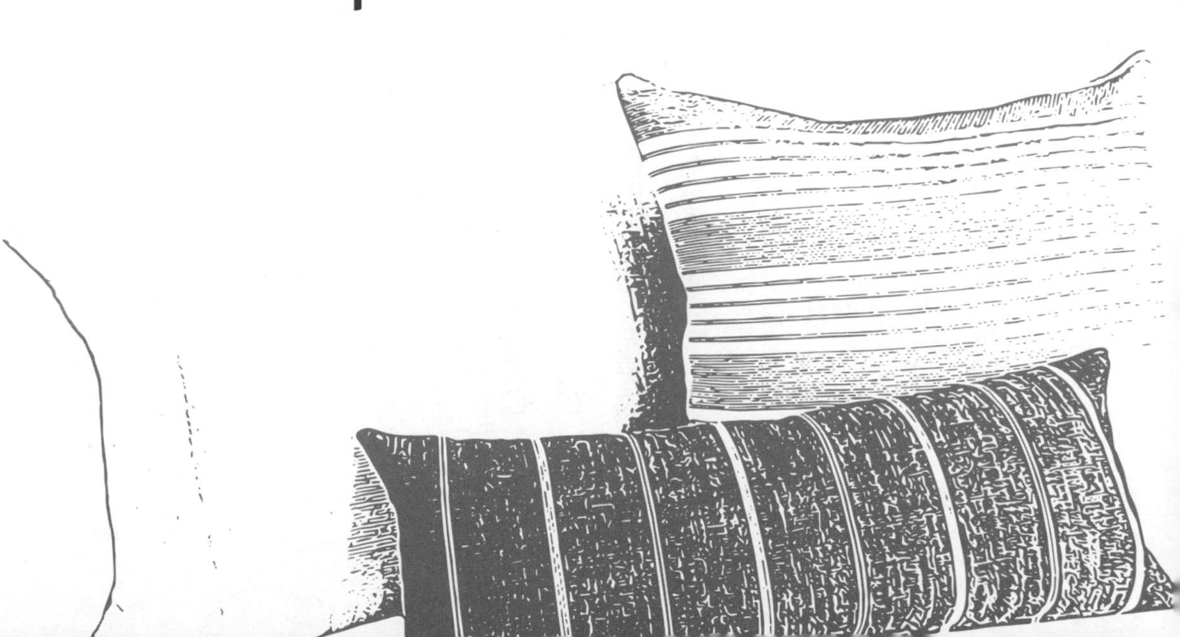

# 1

## 光線不對，睡眠節律也不對

有時候開車，可以看見周圍每個窗戶反射出來的光都不一樣，有些是黃色，有些是藍色，可是在室內的人卻看不出來。很多所謂日光燈是藍光，但裡面的人覺得是白光。我在大學學攝影時接觸到一個概念是色溫，當時用索尼 BETACAM 攝像機拍攝之前，先要找一張白紙對一下白平衡，校準之後拍出來人的臉色才是對的，否則偏青或者偏黃。

### 不同顏色的光對人有不同的刺激

其實很早之前，我們就發現不同顏色的光對我們的刺激各有不同。有一位道士跟我講過，早上醒來後要讓自己的額頭對著戶外天光。在他看來，早上的陽光和其他時間不同。

他說早起之後用額頭對著青天，一會兒你就覺得腦子特別清晰，而且起床後的那些困倦就會消失。而晚上睡覺之前，要用一些色溫偏暖，也就是偏黃的光。

現在還有一些燈會放出像篝火一樣的光，並發出劈劈啪啪類似木柴燃燒的聲音。我發現這個東西對小朋友的睡眠特別有幫助，尤其在冬天，室溫不變的情況下，黯淡的黃光配合燒火的聲音，好像會讓人覺得溫暖一些，並且似乎比純粹的黑暗環境更容易令人入睡。

光線對於睡眠的影響很複雜。清晨，日出會提供抑制褪黑素的藍光，而到了晚上，藍色波長會散射並變得更加分散，讓位給與日落相關的黃色、紅色和粉紅色。這種溫暖的光線，因為不會觸發黑視蛋白，故而讓身體產生褪黑素並輕鬆入睡。

## 晒太陽影響血清素和褪黑素

接著說褪黑素。大致來說，我們的身體日夜會分泌血清素和褪黑素。褪黑素是一個很神奇的東西。某年我在某醫學節目裡採訪一位老師，他說天黑以後，腦垂體會分泌更多褪黑素，讓人產生睡意。很多人年紀漸長，褪黑素分泌減少，就睡眠不好。

有一段時間，在中國有一個熱賣的保健品叫腦白金，本質上就是褪黑素產品。雖然大家都說它全靠廣告宣傳，但是能賣這麼多年，如果一點用都沒有的話也不可能。它其實就是給老年人補褪黑素。因為老年人自己分泌褪黑素的能力不足，補充一些，有助於睡得更好。而睡眠品質提高了，就能預防很多慢性疾病。

血清素可以提高我們身體的興奮度。有很多研究都顯示出血清素、褪黑素影響神經系統，而兩者都與光線有關，血清素日出而作，褪黑素日落而行，此消彼長。所以從這個維度來看，光線對睡眠的影響很強烈。

我們做過很多抽樣調查，發現許多人的憂鬱症、失眠都和晒太陽晒少有關。現在很多白領，天還沒亮就擠到地鐵裡，像在北京，排過三列車才能擠上地鐵，出了地鐵就鑽進辦公室。辦公室靠窗那邊一般是老闆坐的，員工晒不到太陽，等到下班時天已經黑了。所以基本上很多人一天都不晒太陽。

晒太陽有多重要？北歐國家福利那麼好，生活水準整體比較高，但是為什麼自殺率也這麼高？也跟晒太陽晒得少有關。

有研究表明，在不考慮月分時，腦內血清素的轉換，受到光照度急劇改變的影響，在強光照度的天氣裡，人體血清素轉換值明顯高於陰暗天。因此，光照對於形成血清素，以及形成幾種獨特的維生素很有幫助，這些對於抵抗憂鬱、失眠也很重要。

我個人也做過一些觀察，包括在農村，下田幹活的農民，很少、甚至沒有失眠。所以對於有嚴重睡眠障礙的人，有一個很簡單的辦法，就是到農村去住幾天。

有一次我去青城山，從後山上去的，到晚上八點左右，我在車裡感到了很濃的睡意，因為上山的路沒有路燈，整個溫度、光線都很適宜。現代人最要命的問題就是光照時間增長，導致我們入睡時間變晚，而且入睡困難。

## 必須睡滿八小時嗎？

說到此處我想插一句話。現在人覺得每天晚上十點、十一點開始入睡，第二天早上七點半起床，好像天經地義，其實不然。在十六世紀以前，地球還沒有大規模的出現路燈，最早有路燈的是巴黎，他們當時把蠟燭放在玻璃罩裡面充當路燈，後來很多人家裡也開始晚上點燈了。直到英、法等國進入工業革命時代，必須讓大家同一時間上班、下班，因為這是工業化的訴求。所以才出現了一種情況，就是要求大家按時睡、按時起。

但在此之前，絕大部分人，包括巴黎人，都是天黑以後開始睡覺。但是人不可能一直睡，很多人通常會在淩晨兩、三點醒來一次，爬起來禱告、喝水、吃零食，或者看書，兩小時後再去睡。這是分段式睡眠，曾經是人類主流的睡眠方法。所以現在很多人晚上會突然醒來，而且感到很恐慌，覺得怎麼就能醒呢？

其實我認為這本質上是隱藏在人類基因裡的一種表達形式，只不過有些人一直藏著，有些人這種基因表達被喚醒了。

## 光線甚至能影響人體菌群

現在有很多關於光線對人的影響的研究，角度各異，包括光線與褪黑素、血清素分泌的關係，與維生素分泌的關係，對動物自主神經系統和非自主神經系統的影響等。在我看來，簡單的結合光線和某些因素，然後描述它對睡眠的影響，邏輯而言不是特別全面。

我相信光照時間可能還影響了一樣東西。來自以色列魏茲曼科學研究所的研究發現，微生物群的組成和活性表現出日常或晝夜節律，就像我們的生理時鐘一樣。這些小生物每天從腸道內膜的一處移動幾微米到另一處，然後再回到它們原來的位置。

這項利用白老鼠進行的新研究揭示出，這種有時間規律的微小運動，透過將腸道組織暴露於不同的微生物及它們的代謝產物中，來影響宿主的生物節律。如果破壞掉這些微生物的運動，會對宿主的健康造成影響（這一研究成果發表於二〇一六年十二月一日的《細胞》〔按：*Cell*，主要發表生命科學領域中的最新研究發現〕雜誌上）。

哪怕在沒有光照的時刻，人體中的菌群也因為常年受地球公轉及自轉的影響，形成了自己的生物週期，也會有它自己的作息時間。所以光照對我們的影響，其實非常強烈。我想強調的是，現代人的睡眠問題，在很大程度上是因電燈而導致紊亂。

在更早之前，大部分人其實是跟隨著陽光的出沒而作息，所以才有了日出而作，日落而息這個習慣。而且因為地球自然對人類影響太久了，久到可能已經深入到瑞士心理學家榮格（Carl Jung）所謂的「集體無意識」（按：人格結構最底層的無意識，包括祖先等世代的活動方式和經驗，庫存在人腦中的遺傳痕跡）中去了。用基因遺傳學家的話來說，它已經融入祖先的基因裡，甚至影響我們腸道菌群的晝夜節律。

## 標準化工作時間，違反人體內在節律

現在人類突然因為標準化的工作，由於使用電腦、手機和電燈，整個節律和我們內在的節律做對抗，繼而出現紊亂。

我年輕時對光線不敏感，可能那時身體的激素分泌濃度夠。我總希望家裡面很亮，這樣看東西、玩遊戲都方便。可我發現我家人有個習慣，到了晚上八、九點後，就把燈關起來，只留一、兩盞燈。好幾次我應酬回家，我媽守著一個檯燈在那等我。我說：「又不是沒錢，搞得那麼慘兮兮幹什麼？搞那麼昏暗，要麼就關燈去睡覺，要麼把燈都打開，顯得這個家裡明亮一點。」我媽當時也沒法駁斥我，只說她覺得太亮了，不舒服。

這個事情讓我留下很深的印象，後來到了我四十幾歲，有一天突然發現，我到了晚上，下意識關燈，只留一、兩盞，好像是自己的身體在要求：到了九點後，房間還那麼亮，真的好難受，像是被燈炙烤。睡覺前很早就把燈調暗，夜裡才能睡得好。

## 褪黑素的分泌隨著年齡增大而減少

有位學腦科學的朋友跟我說，因為我的褪黑素分泌已經不像年輕時那麼有效了。換作小孩子，即使再興奮、高興，給他戴個眼罩，或把燈一關，五分鐘內他就能睡著，因為他的褪黑素濃度可以迅速讓他進入睡眠。而年紀大的人褪黑素分泌很慢，濃度也不夠，就得悠著點。比如打算十點睡覺，七點就得啟動「準備入睡模式」，讓環境變得昏暗，讓自己的褪黑素累積到一定濃度，再行入睡。

這讓我理解了父母晚上把燈關暗，原來並不是圖省錢，也不是源於早年的窮困經歷——我們這種出身寒門的人，總是有一種淡淡的自卑，擔心父母這樣省錢，會彰顯出一種窮人的思維特性。後來才發現其實僅僅是因為**他們需要更長時間來累積褪黑素**。

我們接著進一步了解，發現血清素和褪黑素之間存在轉換關係，血清素日出而作，在夜闌人靜時就轉化為褪黑素。如果血清素濃度不高，晚上褪黑素相應就少了。很多人就因為晝夜顛倒睡得不好，白天總是會比較睏。有一種行為療法就是白天硬撐，而且用較強的光去照他，這樣到了晚上，他才有足夠多的褪黑素來支撐這一晚相對較長時間的睡眠。

稍微再多說點褪黑素。老年人有個特點，都是睡兩、三個小時就醒了，睡得也很淺。我認為可能還是跟自然分泌的褪黑素的濃度有關。我們也發現很多食物對於分泌血清素有幫助，而且它可以有效的幫我們在合適的時候分泌出褪黑素。

比如最近我們找到一種豆，叫作花豆，它跟火雞肉一樣，富含色胺酸——有人說吃了火雞之後容易睏，就是因為色胺酸。而我們說的花豆，色胺酸濃度比火雞還高許多。我有一位同事用了一百克花豆來煮水喝。煮完水剩下的渣滓可以做成餅乾，再加上一層麵粉，也就是碳水化合物——色胺酸配合碳水化合物效果更好。這種餅乾吃了之後，首先是幫助產生血清素，間接也提升了褪黑素濃度，增強睡眠效率。

## 關於光線，道家理論值得借鑑

說回光線。道家很多修行方法都跟光線有關。道家的人，自有一套話語體系以及邏輯和經驗。我的師父張至順道長說，一個人最重要的，就是白天補陽氣，夜晚補陰氣。我問這是什麼意思，他說：「白天補陽氣，必須足夠、充分的晒太陽。而且要晒背，因為人的背為陽，就跟山朝陽那一面屬陽是一樣的。」師父告訴我，當人白天晒夠太陽，尤其是在某些節氣去晒，整個體內的元神會升起來。

道家理論當中，把我們內在的精神意識分成兩套體系：元神體系、識神體系，後者管知識邏輯之類後天的意識。但凡你想幹點什麼，一有欲望，識神就起來了。只有當你不做判斷，不因判斷帶來的分別心而波動情緒，你的識神才會受控制，控制識神之後，元神就會升起。我問元神有什麼用，他說：「元神有百用、萬用。一切智慧從元神來，一切生命健康、生命能量都從元神來。」

張道長說，如果人一方面充分晒太陽，又不去想事，而是「致虛極，守靜篤」，你的識神，也就是知識、判斷和情緒起落就會變少，你會放鬆，沒那麼焦慮。用道教的話來說，就是「識神一落，元神即起」。

我後來了解，元神可能包含免疫系統，包括固有免疫、幹細胞，包括我們自身的抵抗力等，類似一個綜合指數的概念。因為古人也沒辦法細分出那麼多的維度，所以只能用一個大的名字來統攝它，稱其為元神。所有道家修行的方法都是培養元神，而培養元神的核心，據張道長說法，就是晒太陽。所以他老人家一百多歲，堅持每天晒太陽。而到了晚上，就是照一定時長的月光。

有一次，我一位攝影師朋友，網路暱稱叫油麻菜，上終南山去找老道長跟蹤拍訪，到了晚上九、十點，他聽見老道長起身出門，深夜裡一個人順著山路爬到山頂，找一塊巨大的石頭，在那打坐。油麻菜把照相機裝在三腳架上，長時間曝光。老道長紋絲不動，在那個地方打坐了一整個晚上。

最後洗出照片，背景是星辰在天空劃過的軌跡，但是道長的臉很清楚。長曝光鏡頭下，如果人稍微一動，臉就會模糊。他只有完全靜止，才能被拍得那麼清楚。

油麻菜說：「老道長每晚都在山頂打坐。道長們可能掌握了另外一套方法，就是除了臥眠以外，一種坐睡方法，可能坐在那也是入睡狀態，但可能他入睡時所進入的腦波狀態，跟大部分人平躺時狀態不太一樣。總之，這位道長那時已經超過一百歲了，精神好，記憶力好，爬山力氣都夠用。」

有一次我陪百歲的老道長去北京看的一位修道朋友，九十多歲躺床上。老道長出門後和我說了一句話，讓我終身難忘：「九十幾歲就躺床上了，肯定方法不對。」

## 修為比較高的人，從不評價別人

有一次我們去爬山，大家都累得不行，老道長一個人慢慢悠悠的走，速度始終保持一致，在我們後面時他這麼走，我們停下，他也這麼走。攝影師朋友問：「師父你怎麼不累？」師父說：「你們身上背的東西多，心裡東西裝得也多，所以你們就比較累。你們這種人白天要做事，晚上要做夢，太可憐了。」

他所說的做事並不是勞動，他本人也勞動，但他勞動時專注於這個事情本身——鋤地就鋤地，種樹就種樹，吃飯就吃飯，打坐就打坐。沒有雜念，全然的活在當下生命狀態，不會因為做這個事，又想到那個事，而出現不必要的能耗。據我觀察，我接觸過的修為比較高的人，像老道長還有其他一些人，都有個特點，就是不評價別人。

後來，我的另外一位老師蔡志忠（臺灣國寶級漫畫家，出版《老子說》、《列子說》等經典漫畫）先生說，他理解的空性，就是不過多的引入主觀評價。因為主觀評價跟我們之前一些受傷的經驗，還有和我們所說的知識有關。

據我觀察，很多知識分子，尤其是哲學家和修行人都活得很長壽，神智也始終正常。但還有很多知識分子，可能太糾纏概念之間的衝突，或者在沒有這個衝突時，還要先樹立一個標準，然後再反駁，把自己弄得很累。而中國之所以在某種程度上，沒有發展出西方那種哲學體系，我猜想可能有些古代的智者或修道之人，早早就發現，**過多的概念會影響自己的生命狀態和情緒穩定。**

# 2

# 利用光線改善睡眠

再說回來光線的問題。除了晒太陽外，有些人還要晒月光，但這個方法只有很少的人懂。迄今為止，我只見過一、兩個人知道如何在月下「採氣」。我一度懷疑他們其實也可以不晒月亮，睡覺也一樣。可能是他們有一種這樣的認知，暗示他們晒月光後可得清涼之氣。可能月光本身不會給他們帶來這種影響，或許意識本身作用更大一些。但我只是見過，沒有親身實踐過，所以沒辦法評價。

## 光而不耀：好燈光要像月亮

從月光又可以引申出另一個問題，就是很多家庭光線的布置。我以前主修電視製作，有十幾二十門課都與攝影、攝像有關。以前，二十世紀九〇年代和二十一世紀初時，我老覺得中國電視臺打光都不好看，而日本ＮＨＫ電視臺的電視節目的光就很好看。我們在學校裡學打光，正面、側面；背光、邊光，還搞得像人像藝術攝影一樣，但我總覺得看起來很不自然。

後來我去香港工作，第一次見到ＮＨＫ電視臺打光的人，他們主要用的是漫反射。沒有一隻燈泡直接把光打在臉上，因為反光太嚴重了。他們前後左右都有很近的反光板，排布均勻，再把燈打在反光板上，用漫反射的方式打在人臉上，拍出來後，這個人的臉色就特別溫和，明亮之中還有一絲喜感，背景光也布置得很好。

在香港，連香港電視廣播有限公司（ＴＶＢ）的光都不太理想，跟鳳凰衛視資訊臺差很遠。隨手打開電視，布光最好的就是鳳凰衛視資訊臺，原因是他們用了一整套光源系統，形成了漫反射的光路。

這個光路有什麼好處呢？它「光而不耀」，毫不刺眼。我後來發現，很多人的家裡都用冷色光，那其實對身體不好。而布置得比較好的家庭，要麼就配個燈罩，要麼就是光先打到牆上之後再漫反射出來。他們的牆也不是那種光面，而是亞光面。燈光最後的效果，正如老子說的光而不耀。

起碼在這個例子上反映出來，當光以漫反射形態照射，對我們的視神經系統造成的壓力較小。而光線直射則造成很大的壓力。比如，美國關塔那摩監獄曾經在審問犯人時，在晚上用很刺眼的光去照射，他們越睏、越想睡覺，燈光就越刺眼，這時人整個的內分泌系統和神經系統就會崩潰，接著帶來意志的崩潰，繼而完全放棄抵抗。

## 暖光源會讓人放鬆

在我看來，一個空間要做得好，一定要用飽和、柔和的光，以帶給我們正面影響，而且最好用暖色調。**暖色的光會讓人感到溫暖且放鬆。**

人不是冷血動物，人是有溫度的動物。所以大部分時候讓自己處在一種溫暖的感覺裡，有助於放鬆。很多人家裡用那種冷光源，時間長了，對整個人的情緒是有很大的影響。當然暖光也不能太偏紅，用橘黃色最舒服。

有段時間我投身行銷行業，有一個朋友在做某連鎖速食品牌的培訓師，他跟我們講：為什麼該品牌的光源是暖色的，整個品牌形象的色系也是暖色的？因為這種色系會令人增加食慾，讓人產生飢餓感，無意識中吃更多的東西。

中醫也講到黃色入脾。從色彩心理學角度來說，偏橘黃色的光源讓人放鬆，有食慾。有食慾就會產生幸福感和自在感，無意識的減少緊張焦慮，這是一體的關係。

## 眼罩是助眠神器

還有一種人，因為睡眠太淺，晚上總是一有光就會醒，尤其年紀漸長後。我感覺大部分人家裡，窗簾都不可能做得非常遮光。因為窗簾要完全遮光，要夠長，密度或厚度也要夠，才蓋得住光，**所以簡單的方法就是戴眼罩**。眼罩的作用比我們想像的好。**很多人睡不好，其實只要戴眼罩就解決問題了。**

試過不計其數的眼罩之後，我認為真絲眼罩真的很好用。為什麼？我們的皮膚其實會呼吸，但我們在飛機上拿到的免費眼罩並不透氣，當眼睛周圍的皮膚不能呼吸，就覺得很悶，雖然遮了光，但還是睡不好。

同樣的遮光程度，如果是真絲眼罩，能保證必要的透氣性。絲是一種很神奇的織物，它透氣、吸汗，而且能保溫。冬天時它很暖和，夏天又很涼快，所以最好的睡衣一定是真絲的，**最好的床單和被單也一定是真絲的。眼罩，也盡可能要用真絲來做。**

真絲眼罩可以讓人立處黑暗之中，眼睛周圍的皮膚還能呼吸。皮膚是很重要的呼吸器官，很多人都沒有意識到一點。所以小時候，只要穿雨衣，就會覺得特別悶。哺乳動物的皮膚可以吸收氧氣，並憑藉這種奇妙的變化，促進紅血球生成素的生成，反過來又使哺乳動物適應低氧的大氣環境。

另外，光線會抑制激素的分泌，所以人照到光比較容易醒。因為只要眼球見到光源，褪黑素就會接到命令而停止分泌，人的眼瞼那麼薄，其實只有部分遮光的效果。

## 晒夠太陽，心情和睡眠都好

因此，白天一定要接受更多強光，而且是陽光，因一般的燈光遠低於日光照射量。國外有專門的實驗，證明如果孩子在戶外接受適度的陽光，能睡得更好，且不容易近視。

人一定要充分接受陽光，這在《睡眠革命》（*Sleep*）一書中也提到：為了幫助運動員改善睡眠狀況，作者尼克在房間裡架設模擬日光的燈，這是第一種方法，但燈光目前還是不能達到真正日光的效果。所以他採取的另一個方法，是讓大家輪流坐在有陽光照射的辦公座位，可能這個人坐一週，那個人再坐一週，讓大家接受更多的陽光。光照還有很多的作用，比如對於降低憂鬱症的發病率也很關鍵。

現在治療憂鬱症的一個重要的方法就是光照法。它是運用特殊的燈光，特定的亮度，照射患者一定時間來進行治療。

## 借助光照，更舒適的醒來

光對於一個人每天的正常甦醒也至關重要。

大自然喚醒一個人，主要依靠三個東西：環境光、溫度、聲音。日光中的藍光是很擅長漫反射，比如人住在洞穴裡，其實外面很多光折射不進去。但因為藍光波長，它就可以折射進去。可能你看不到它，但你能感覺到。

所以現在有很多藍光的小燈，它其實不是放在床頭櫃上，而是放在地面。你在晚上設置好，早晨它打開，就可以讓你的眼睛接觸到光源。它緩慢的亮起之後，可以把你從深度睡眠中緩慢帶出來。而若你從深度睡眠中立刻被鬧鐘叫醒，會覺得特別暈，噁心、想吐。甚至有一個說法叫起床氣，就是一股剛起來老想罵人的無名火。還有多夢，其實也是睡眠異常被喚醒的狀態。

所以，可以透過光，這種最輕微的方法逐漸把你喚醒，哪怕並不在你恰當的睡眠節律中——比如早上六點不是你正常起床時間，但是燈光提前十分鐘徐徐亮起，也可以把你從深度睡眠中，相對舒適的帶出來。

比如，飛利浦做的日光模擬燈大概設置了二十個級別，從最低一直到最亮，在二十分鐘之內逐漸去喚醒，還會伴有鳥鳴之類的聲音——聲音也是輔助，也從最輕量開始，逐漸變大。但是光的感覺會更柔和一點，因為人在自然界中，多數情況下就是這樣被喚醒的。

我兒子每天早上都是用這種方式被喚醒，這樣小孩子起床就不會發起床氣，否則他就會跟你各種折騰。

## 助眠燈只適合怕黑人士

網路上謠傳紅光能助眠，其實紅光不一定能夠真正助人入睡，但市面上確實有很多這種助眠燈。助眠燈意義不是特別大，但它有一個作用特別好。我們說睡覺時最好是沒有光的，可是很多人怕黑，睡覺時始終點著燈，常年有這個習慣。

不關燈，時間長了其實會造成激素分泌紊亂。那麼，怕黑的人怎麼辦呢？他們連戴眼罩都不敢，如果強行勸說他們一定要關燈，他們必然不能接受。而助眠燈有一個很好的功能，就是可以監測睡眠狀態，如果判斷你睡著了，它自動會關掉。所以針對有此類情況的朋友，助眠燈會使他們心理上好接受一點。

## 興奮程度與體溫有關

剛才說到溫度也特別重要。睡眠當中，人的體溫會降低。相關資料顯示，人每天中午容易睏，以及前半夜睡得比較深，其實跟溫感有著巨大的關係。

每天我們體溫的起伏在攝氏一度左右。中午是低點，包括體力狀態也是低點——當然這是綜合效應，但體溫很重要——中午體溫低了，你整個人的狀態就會下降、犯睏，晚上也是。

整個人的睡眠過程中，前半夜深度睡眠會比後半夜多。所以每晚前半夜，尤其是**前九十至一百二十分鐘**，**是人最重要的黃金睡眠時段**，在這個階段睡眠效率最高。越到後面，睡得越淺，越容易被打斷。

TIPS

## 適合閱讀的燈

其實晚上用檯燈，白色的燈光對眼睛最好，因為通常它的頻率高於一百二十赫茲。但晚上用檯燈對睡眠不好。所以只能建議取一個略微暖色調的燈，根據你的感官體驗，在能看清文字的前提下盡量接近暖色，不然很傷眼睛。

如果不談閱讀，只求助眠，那麼還是像之前講過的，入睡前使用的燈，首先一定要暗，其次一定要避開藍光，因為藍光有使人亢奮的作用。至於真正的睡眠環境，一定要足夠暗。

## 晝夜輪班對身體的傷害大

還有一個問題，日夜顛倒的工作對身體的損害極大。表面上看，現在很多人都認為只要一天睡七、八個小時就可以了，比如你凌晨三點睡，可能睡到中午十一、十二點。但問題是，多數人對環境的控制能力極其有限。白天的睡眠環境，光非常亮，聲音特別嘈雜，如果你控制不好這些因素，它們會對你整個睡眠品質造成影響。

所以那種需要上晚班的工作，即使讓工作者白天去睡覺，他們也可能因為達不到足夠的睡眠深度，對身體造成較大的影響。

但比起一直上晚班，最傷害人的其實是每隔兩週就輪班，或每一個月輪一次班。世界上最慘的工作，就是長途航班的空姐，她休息幾天又睡亂了，白天黑夜倒時差，有時候上早班，有時候上下午班，有時候又要因為跨越多個時區等原因亂了作息。

所以通常這種情況下空姐都飛不了太多年，飛到三、四十歲就撐不住了。她們經常搞一些「拉練」活動（按：側重於磨礪意志品質和提高身體素質），讓你兩天不睡覺，看你的狀態能不能保持得很穩定。

那些空姐來找我們時，樣子十分疲憊，臉拉得很長，完全像剛被用剝奪睡眠的方式拷問過。她們更需要外界輔助來更平穩的過渡到正常的睡眠。

TIPS

## 臥室燈光越亮越容易長胖

據英國《每日郵報》報導，英國的一個研究機構調查了約十一萬名女性後發現，體重偏重的女性，晚上臥室光線普遍很亮。

英國倫敦癌症研究機構，在同一時間採集了十一萬三千名女性的睡眠資料，詢問受試者睡眠環境的燈光狀況。研究者把燈光明亮程度分成四個等級：可閱讀的環境、可看到房間對面、看到自己的手、連自己都看不到，再比較調查結果與肥胖指標。

研究發現，睡在較亮環境中的女性，其身體品質、腰圍及臀圍指標都偏高。研究者表示，可能是光線會影響人體的生理時鐘，抑制睡眠激素——褪黑素的分泌，導致人體晝夜節律的混亂。可見，睡著也能瘦，是可以實現的。

TIPS

## 唱歌也能治打鼾

治療打鼾，除了中醫的針灸按摩以外，最令人愉悅的方法就是一系列專門設計的唱歌課程。

二〇〇〇年，來自艾希特大學（University of Exeter）的戲劇治療師歐雅（Alise Ojay）集中了二十名患有慢性打鼾症的患者，要求他們每天完成二十分鐘的唱歌練習，並堅持三個月。祕訣是大量的使用母音然後大聲重複，「啊嗚嗯……」如果你會俄語，知道怎麼發出舌根顫抖的音，那就更好了。

總之，透過各種方法鍛鍊喉部肌肉處。從這個角度來說，每天練習用喉部發音，練習說「阿彌陀佛」的確比講「可口可樂」更能有效的防止打鼾。「阿」發出來是母音，每次兩分鐘，每天三次，當你感覺到你的深喉處有顫抖，一定是一種很奇妙的體驗。

第六章

# 聲音：
# 聽得見的是聲，
# 聽不見的是音

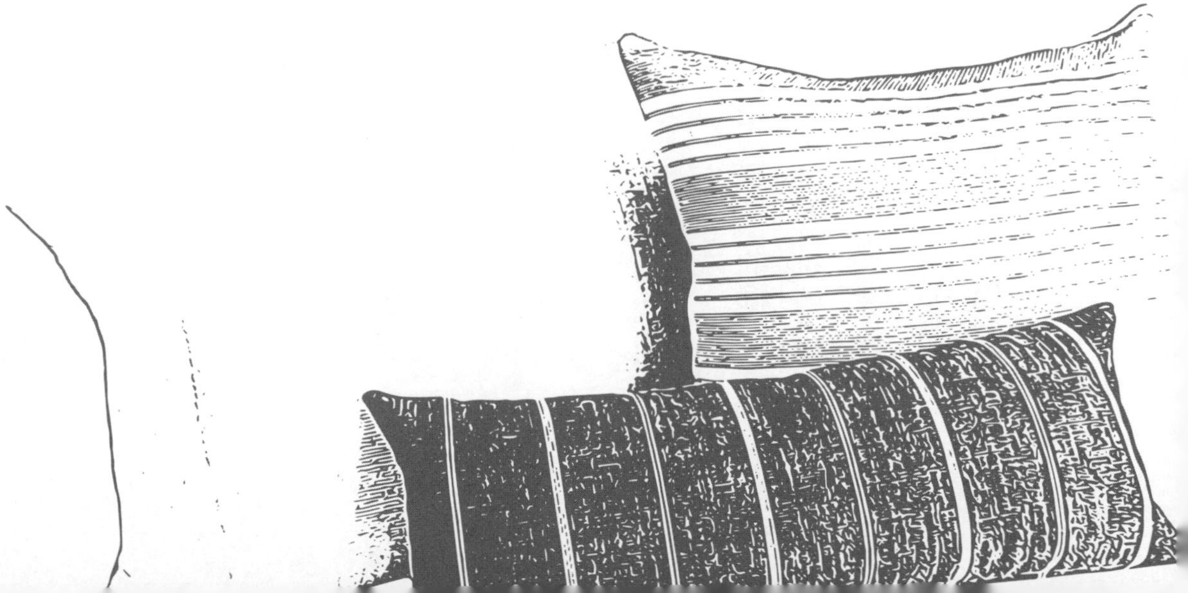

## 1 聲音可以讓你的身體找到安全感

我們先從白噪音開始講聲音。**很多應用程式，包括助眠程式，都用了白噪音。**

### 白噪音的主要功能：壓制其他雜訊

但很多人不理解白噪音主要作用，認為它本身就能助眠，其實這是個誤會。的確，白噪音那種單調重複的聲音，有助於讓你的神經疲勞，繼而進入睡眠狀態。但是最初白噪音的主要作用是壓制外界的雜訊，就像我們現在常用的降噪耳機一樣。

外國早期有一種類似風箱的儀器，裡面就產生白噪音，用來壓制外界的雜訊，很像現在的主動降噪耳機。主動降噪耳機的原理，並不是隔音好，而是它一直釋放一種低頻的聲音，可以抵消外界來的比它頻率低的聲音，從而營造一個更安靜的環境。所以，你會發現降噪耳機對付高頻音，效果就比較差。

很多晚上容易醒的人，可能本身睡得淺，對外面的雜訊敏感，稍微有一點尖銳的聲音，很容易被喚醒。其實這是人在自然環境中的一個安全設置，避免來了一頭猛獸，一口把你吃了。只是隨著安全感提高，人終於可以在每九十分鐘之後，跳轉到下一個深度睡眠的週期。當身體覺得這個環境沒問題、安全，就會跳到下一個節律中。

所以比較容易醒的人，透過用外部手段提升安全感，比如提高白噪音，降低外界對人的影響，就可以幫助他睡得更深，更平穩的過渡到下一個安全睡眠的狀態中。這才是白噪音的一個主要作用。

## 白噪音的正確使用方法：整晚都用

白噪音正確的使用方法，是整個晚上都要用。但要注意，如果聲音大到一定程度，比方說超過五十六分貝，就會影響人的聽力。

我們可以舉個例子：你在飛機上時，環境雜訊非常大，但因為那個聲音非常恒定，所以你依然可以入睡。而且環境雜訊蓋住周圍人說話的聲音，你反而能睡得不錯。其實它就相當於白噪音的形態和功能。但分貝數到了一定級別，對聽力有害。所以自己使用白噪音時，也要注意調到恰當的分貝。

另外，現在很多應用程式用的聲音是蟲鳴、鳥叫、水聲、風聲，其實如果把它們做得跟白噪音頻段差不多，你也能接受，那麼作用就是類似的。

**有人睡覺時喜歡開著電視，尤其是節目停了之後的沙沙聲。為什麼這樣的聲音反而幫助睡眠？原因就在於，一旦沒有那個聲音，其他所有細微的聲音都會變得很突兀。**就像在白紙上畫什麼東西都很搶眼，但你在一張灰色的紙上畫東西就沒那麼搶眼了。

## 白噪音的本質，在於建立穩定性

白噪音的核心就在於建立一種穩定性，當身體接受這種穩定，就不會覺得有危險了——如果反覆刺激，機體會產生耐受，它就顯得不危險了。這也印證了許多人的經驗：很多睡不好的人，在飛機上坐著都能睡著，回到家裡安靜的躺著，反而睡不著了。原因很可能就在於，飛機雜訊形成了一個巨大的保護膜，而且你剛上飛機，就已經接受了會有這麼大聲音——如果一架飛機沒有聲音，不是很可怕嗎？就像現在有些電動汽車，會特意搞點假的轟鳴聲，好讓你更容易接受它，產生安全感。

所以，**所謂白噪音，就是用穩定的聲波，把所有臨時出現的聲音都鎖在它這個體系之中，讓大腦處在一種「反正一直都有這樣一個聲音」的錯覺裡，安全感也就建立起來了。人有時睡不好覺，其實是在缺失安全感的情況下，啟動了自我保護機制。**

和聲音類似，光線在療癒過程中，也依賴頻率的作用。比如光閃爍，在我們診所裡有一個睡眠艙，透過多個維度來幫你的身體調整頻率，進而改善睡眠。它主要的策略，是聲音、震動，還有光照。它有個蓋子，罩到你頭上後，就開啟燈光照射，燈光按特定頻率閃爍，不斷刺激你的身體，讓你接受它的頻率，讓大腦調頻。比如，當你的腦波頻率過高，這個設備就用綜合的手段，讓你達到一種更舒緩的狀態。

## 聲音和光線都能幫大腦調頻

打個不嚴謹的比方，假設你的大腦因為思慮非常多，這時腦波可能處在四十赫茲，這種情況下，如果光的閃爍頻率和聲音的頻率都是二十赫茲，你的大腦就會跟著它們逐漸接近二十赫茲，讓你趨於平緩。這個設備的光線和聲音、震動都接近同一頻率，所以它營造了一種三位一體的、一致的信號源。

這個信號源強大到可覆蓋你想問題時的腦波四十赫茲，用新的頻率替代。而大腦從高頻降到低頻後，就會產生睡意，降低到〇．五至五赫茲時，就屬於深度睡眠了——這指的是主頻率，因大腦隨時都有多個波段，而我們說的是其中主要的一個。

TIPS

## 手機輻射沒害處

很多人很擔心那些「聽不見的聲音」——手機輻射和 Wi-Fi 對我們的影響。這方面其實有比較成熟的研究，我乾脆把主流認可的結論告訴你：手機輻射和 Wi-Fi 對我們身體沒有傷害。那麼，哪些對我們有影響呢？

例如，陽光的波和白天中比較極端的環境雜訊，它們對身體影響比較大，哪怕你感受不到。但是Wi-Fi不算，它是電磁波。它對你的影響，只存在於你對它的擔心之中。

## 2

# 利用聲音調節睡眠

聲音跟情緒也有密切的關係。

所以到了晚上，還是適合聽一些能讓自己情緒舒緩的音訊，可能是音樂，也可能是其他形態的聲音，只要它本身可以達到這個作用就可以了。

比如，有些音訊節目就有調整情緒的能力。像我在喜馬拉雅主講的說《論語》、《莊子》的那些音訊節目，都是按照這個標準來做的。

首先，聲音通常會比較慢且均勻，絕對不會有突兀的音調；其次，聲音比較乾淨，不會有特別多的樂器或者其他嘈雜聲，頻率也一定不會特別高；最後，最重要的就是內容本身，因為那些內容你聽著會放鬆，才好睡。

當然如何放鬆，因人而異，你要去找能讓自己放鬆的事情做。

TIPS

## 耳塞有用嗎？

降低雜訊有三種途徑：

1. 控制音源。
2. 在聲音傳播路徑上堵截。
3. 在我們自己的耳朵上做文章。

第三種是我們最能控制的因素。有些人嘗試戴耳塞，但因耳朵裡塞東西與皮膚或枕頭摩擦，聲音直接傳導到耳道裡，反而更吵。如果出現這種狀況，說明可能沒有選對耳塞，包括尺寸、密度、貼合性。注意貼合性、密度不是越高越好，那種密封性特別高的耳塞，戴了以後會聽見自己的心跳、呼吸……各種聲音，會讓人很不習慣。

首先要選對耳塞，頭幾晚耐心適應，之後就好了。

## 聲音的形態：人類天生怕尖銳

實際上，我覺得人有一種天然的反應。對於尖銳的聲音和強硬的光線會緊張，甚至房間裡面一些尖銳的物體，也會讓人緊張。比如，有些年輕朋友為了搞浪漫，在大水床頂上放一面鏡子等。綜合來說，無論是聲音、影像，還是溫度，但凡有那種尖銳感，它都會讓你產生緊張，這就叫杯弓蛇影。這種對於「尖銳」的感受力，是人類在長年進化過程中發展出來的。

為什麼中國古人喜歡玉？

因為它溫潤，它比大部分的石頭觸感要暖，天氣熱的時候又顯得比較涼快，而且大部分玉製品表面圓滑。這些實際上是一種很強烈的綜合暗示。

中國古代，通常認為臉的輪廓不尖、眼睛也不細、鼻子又圓的女人運勢比較好。為什麼？核心原因就是，如果一個人帶有攻擊性強的特徵，會讓人防備。任何物種感受到可能的潛在威脅時，都會調動整個神經系統來抵抗，並且加速血液流動和激素的分泌，這時就會產生不安全感。

TIPS

## 聲音敏感度，男女有別

在我們睡覺的時候，大腦中接收聲音的部分依然處於工作狀態。不過，此時大腦會遮罩掉部分聲音信號，所以有時候我們會感覺睡著後什麼也聽不到了。比如，有些已婚女性說，當習慣身邊伴侶的如雷鼾聲後，睡覺就完全不受影響了。

但是對於一些屬於「警告、需要注意」的聲音，大腦便不會遮罩。比如，一位勞累了一天的母親，躺到床上倒頭就睡，對於一般的聲音充耳不聞。但是只要她的孩子發出一些細微的響聲，她會馬上醒過來。

這是因為，對於母親而言，留意孩子的聲音，才能確保孩子的狀態。

話說回來，對每個人來講，警告的聲音因人而異：敏感、危機感強的人，可能會被很多聲音所驚醒；神經大條、很有安全感的人則不會被輕易驚醒。

國外一項研究表明，入睡時男性和女性對不同種類的聲音，有著特有的敏感度。女性對嬰兒的哭鬧聲、水滴聲和喧嘩聲尤為敏感，而男性則對汽車喇叭聲、狂風聲和蒼蠅嗡鳴聲更敏感。

很多獨居的女性，往往睡不踏實，有點響動就會驚醒，結婚後這種狀況會不治而癒。之所以如此，就是因為枕邊人給她帶來了安全感。

## 情緒，可以通過聲音植入睡眠中

睡眠是什麼呢？從人性角度上來說，**睡眠的本質，就是釋放整天下來的緊張。所以一切睡不好覺的外部原因，歸結起來就是沒有安全感**。這種不安全感會投射在心裡。所以光線、聲音、溫度，還有其他外部因素，應該以平和二字引入你的意識中。

為什麼特別冷的房間不好睡覺，特別熱的房間也不好睡覺？因為比較極端的冷和熱都很尖銳，風力特別大也是一樣。

我們最後一章會講到，如何在睡眠中變成更好的自己。但這個「更好」並不包括理性知識的提升——很多人試驗過能不能依靠催眠把英語單詞背下來，有些實驗也有效果，但到目前為止，沒有看到很明確的效果。

但是，某種因為聲音而帶來的情緒，確實很容易植入到睡眠當中去。如果睡眠時，伴隨著很舒緩且頻率穩定的音樂，對於某些有焦慮症的人來說，是有幫助的。比如古琴的聲音——有段時間，我們在音訊節目《梁注莊子》裡刻意用了古琴做背景音。古琴樂號稱君子之樂，古時候，一個男人也常借古琴來平復自己的情緒，因為桐木質地加上弦的聲音，很容易產生一種穩定感，而且大部分古琴曲旋律起伏不是很大，節奏通常也較慢。

## 不同聲音各有秉性

關於聲音還有一種說法：宮、商、角、徵、羽（按：此為中國音樂中的音階），五音入五臟。有人做了一些相關研究，但不是很深入。他們傾向認為五臟有各自不同的振動頻率。所以宮、商、角、徵、羽這五個音可以進入不同的臟器，並進行共鳴。

如果你不相信，可以做一件事情：試著發不同的聲音，看一下共鳴腔在哪裡，有沒有不一樣。比如你在發出「啊」音時，可以感覺出顱腔在振動；發出「嗯」音時，是胸腔在振動；發類似「唉」的音，再往深處壓一點時，就會感覺到腎腔在振動。不同的臟器，因為體積、質地不同，共鳴的位置也不一樣。

中國傳統的養生方法中有六字訣：呵、嘘、呼、吹、嘻、呬。其中，嘘不唸嘘（xu），而是用了更深的位置去發生，更類似古音或廣東話裡的「嘘」（heoi）。你會發現，發不同的聲音時，身體振動的頻率不一樣。

我搭飛機時，常細聽空姐說話：「Ladies and gentlemen, the flight is now ascending……」，如果認真聽，能聽到好多東西。你能聽出她個高一點還是矮一點，是偏胖或偏瘦。甚至從有些人的聲音裡，你可以感覺到她發音的共鳴腔主要在哪裡，是喉部上端，還是更接近口腔部分。一個人的發音共鳴腔在哪裡，一定程度上反映了這個人的性格。

我和徐文兵老師在講《黃帝內經》時，講到陰陽二十五行，就專門提到從五行分到二十五行，它實際上把人分成了若干種，代號A、B、C、D、E，五種「型號」。把人分成五種主頻率大致上一致的人，大家覺得這個講法還挺科學的。

我聽空姐說話時，還能聽出她發音的位置，甚至聽出有些人有鼻炎，有些人有咽炎，還有些人有肺炎，因為她有炎症的話，發出的就會是帶氣泡的聲音。

在我剛開始學醫時，有時候還會找空姐問一下，確認我的猜測。屢屢猜中之後，搞得人家和我都很不好意思，但我當時純粹是為了學習。

## 每個人都有獨特的頻率和旋律

中醫講望、聞、問、切。聞，指耳朵聽。你認真聽一個人說話，真能從他聲音裡聽到很多東西。因為不同的聲音，跟我們身體的不同臟器有共鳴。

我甚至認為每個人都有獨特的頻率和旋律。這個我們可以做實驗，每個人都可以聽不同類型的音樂，你總能聽到有些聲音讓你覺得特別愉快。如果排除歌詞的因素，就只聽純粹的旋律和樂器的震動，有些我聽著覺得特別悲傷，有些聽了特別高興，有的音樂聽起來讓人特別歡喜，還不是熾烈的歡喜，而是幽幽的、默默的歡喜。

關於聲音對心理的重要影響，美國加州大學洛杉磯分校心理學家艾伯特．麥拉賓（Albert Mehrabian）做過研究，他將人們在初次見面時對彼此的印象，根據語言、聲音、容貌劃分比例。他的結論是，容貌占第一印象中五五％，聲音占比達到三八％，至於你說的話，只有七％的重要性。

我過去做《梁注莊子》，發現很多人能接受裡面那種平穩的聲音，聽時有助於睡眠。

而對於我在《冬吳相對論》裡豪放的笑聲，聽眾就沒那麼能接受。包括早年我和徐文兵老師錄《黃帝內經》時，我們沒考慮到人家是晚上睡前聽的。很多人就投訴，說聽著快睡著了，一下被我的笑聲吵醒了。他們還說，覺得聽徐老師說話很催眠，因為他聲音穩定，猶如清風徐來。

後來隨著年齡漸長，我也不太喜歡那樣笑了。《梁注莊子》裡那個聲音是我最喜歡的，有時候聽到這個聲音，我都覺得它又反哺了我。所以我在錄節目時戴著耳機，即時聽到自己聲音的樣子。我發現，**低頻，也就是緩慢的聲音對於人的放鬆很有必要，有助於睡眠，但除了緩慢，還要重複。**

## 無意義的專注：一種助眠的「聲音」

**還有一種很有意思的聲音，是「無意義的專注」**。比如，你捧起一本晦澀的書來讀，甚至把古文倒著念，你就要專注於每一個字，這時候會發生一個很有意思的現象，就是你平時關注的東西，一下子就被搶了風頭。

平時你最興奮的部分是被鎖扣的，你想透過努力掙脫這種興奮，難上加難。最好的破解辨法就是專注另外一件事情。如果另外一件事又是無意義的、你接受不了，你就興奮不起來，同時你也無暇顧及其他興奮的事，於是你就開始入睡了。

所以有個朋友跟我說，自從晚上開始背單詞以後，他就睡得特別好。還有很多人晚上看數學題，或看其他晦澀的東西，看兩行就睡著了。為什麼？這就叫無意義的專注，其實那個專注不是用來學習，純粹只是幫你分散注意力。

這也解釋了為何有些很焦慮的人，喜歡一邊睡覺一邊看著體育或賽車類節目。因為那個聲音很穩定，你不關心它，但它又吸引了你的注意力。這種幫助轉移注意力的持續聲音，可以釋放焦慮，讓你在那時不再關注焦慮的事情，於是就釋放了焦慮對你的影響。

## 三種助眠聲音，你值得擁有

不嚴格的說，世界上有三種助眠的聲音：第一種是白噪音，它把其他雜訊籠罩住了；第二種是無意義的專注，這個不只可以是聲音，也可以是一種光線或觸感，這種「聲音」把注意力導向你無法真正接受的東西，這樣你就沒壓力了，也就放鬆了；第三種就是導引詞的聲音。導引詞是什麼樣的聲音呢？

《梁注莊子》本質上來說，就是意識導引，給你一種「白天拿得起，晚上要放得下」的暗示，並且不斷強化。

另一種導引詞，就是喜馬拉雅等音訊平臺上那種催眠的內容。它很強調一件事情：「我現在不是在向你的大腦說話，你只要聽著我說就行了，認真聽我說。我會告訴你重複的話，我的重複是有意義的。好，現在開始。從『滴答』聲之後，就不要討論我為什麼這樣說話……」然後他就開始講了。他會告訴你，你要去做身體掃描，從頭皮開始，刻意的放鬆。是不是真的從頭皮一直放鬆，就放鬆了？其實不是，這是注意力轉移法。

表面上看，這等於給大家催眠，本質上，它也是一種偽裝過的注意力轉移法，只不過他導引你的注意力到一個你平常不太關注的地方，你對焦慮的源頭就不那麼緊張了。

## 3 借助聲音錨定幸福

有人曾說，人類社會缺失安全感是從晨禱改成了看早報開始的。他說在有報紙之前，大家每天早上說的話和晚上說的話，都是相同的禱告詞，一早一晚兩次禱告構成了對於生活安全感的一個非常重要的錨定。

### 《新聞聯播》為什麼不能換片頭曲？

禱告，因為強調不斷重複，就形成了一種穩定性，會讓人覺得，只要這個形式還在，世界就不會改變。

我有天早上聽到中央人民廣播電臺的新聞節目《新聞和報紙摘要》，立即熱淚盈眶，因為我讀幼稚園時，早上六點多就會放《新聞和報紙摘要》。香港新聞節目《六點半新聞》跟鳳凰衛視《天氣預報》的音樂從來不改。其實它們可以改，為什麼不改？

因為媒介有時候扮演一個「穩定社會情緒」的角色。很多新聞節目不改片頭音樂，它一改，你就感覺時代變了。這個時代的變化太多了，那些穩定的東西反而帶給我們重要的錨定價值。

有一次鳳凰衛視主持人竇文濤跟我說，他做那個節目實在沒意思，永遠的片頭、永遠的音樂、永遠的那句話，一做做了十幾年。他就跑去跟老闆劉長樂說，不想做這個節目，實在沒意思了。劉老闆說：「你有沒有想過，美國脫口秀主持人歐普拉．溫芙蕾（Oprah Winfrey）永遠都那樣做節目，偶爾換一下，基調沒變過。美國演員大衛．賴特曼（David Letterman）到現在還那麼做，電視節目主持人賴瑞．金（Larry King）直到二〇一〇年退休之前，一直那樣。」

**一個社會總是需要一些穩定的東西來保持安全感。同樣，對於我們來說，也有屬於自己的生命之歌和生命的旋律，它應該是錨定在一些固定的場景裡頭。**

所以，如果以後還要做睡前節目，我不會改背景音樂，肯定要常年用一個音樂，因為它的作用恰好是能夠帶來安全感。

中國的經濟週報《經濟觀察報》曾發過一篇文章，說的是保守到底有什麼用，為什麼這個社會需要一種叫作保守的力量？**保守的最大功能，在於讓人覺得這個社會處在一種持續的穩定感**。而且變化的東西總是在變，今天升起明天降落，時間長了之後它們就沒有力量了，因為彼此間會互相抵消。但是保守的東西，它每一次都受到衝擊，都顯得很被動。可因為它一直在，不動搖，所以時間長了之後，它就成了一塊石頭。

莊子為此講了一個故事，說在湍急的河流裡面有一塊巨大的石頭，經常有船撞到石頭，一船人都死掉。但是從來沒有人責怪過這塊石頭，只會責怪那些撐船的人。因為這個石頭本來就在，一直都在，所以它沒有錯誤。

石頭是這樣，音樂也是，我們的人生也是一樣。**睡眠，最好的方式，是穩定在一種情緒場景裡面，溫度相對穩定，背景也相對穩定。**

## 用感官記憶做一個幸福開關

所以，常常去睡新的床並不好。有些經常出差的人，實際上有「工作傷害」，他較缺少安全感。有段時間我頻繁出差，經常早上醒來不知道在哪裡。

我覺得從這個層面上來說，聲音、光線和味道應該形成一個獨特的意識。所以我一直想做一件事：為每個人製定一個全息場景，這個場景一旦選定就不變，就一直保持這個味道、溫度、聲音、光線等。

這就解釋了為什麼氣味嗅覺體驗店「氣味博物館」，推出的涼白開和大白兔兩種香水味道這麼受歡迎。以前很多男性都不喜歡用香水，因為覺得味道太嗆、很不舒服。實際上，如果是好的沉香，只要別太強烈，他們也不會抗拒。

氣味不只是簡單的氣味，它本質上是一個情緒錨定物，你聞到這個氣味，就會瞬間回到相應的時間點。聲音也一樣。就像我們現在聽羅大佑、李宗盛，根本不是聽這首歌，而是聽自己的青春。你一聽那首歌，加上大家一嗨起來，你就立刻回到自己年輕時的狀態。

有一次我去臺灣聽羅大佑演唱會，坐在第四排，音樂響起來，羅大佑登臺唱歌。我一站起來，看見前面一排的禿頭，全都謝頂了，都是五、六十歲的老歌迷。那天我突然特別強烈的意識到這件事情，原來我們一直在尋找的，除了變化之外，還有一個非常強烈的需求，就是不變的事物。

本質上來說，涼白開香水，就是我們小時拿鐵鍋煮水的味道，它其實有鐵銹的味道。

我之前還和中國歷史學家葛兆光說起這件事，他記憶中的燒水鍋也是白鐵皮的。還有中華牙膏，當年包裝是黃色，現在改成藍色，其實這對品牌的損害非常大。我覺得它現在該重新推出黃色鐵皮管牙膏，而且恢復那個味道，就夠了。

隨著整個社會成熟化和老年化，回憶變成一種很重要的資產。回憶的本質，就是跟過去的幸福時光錨定。因為我們在年輕時充滿活力，充滿夢想，激素分泌指數比較高，多巴胺也比較多，很容易獲得快樂。所以當我們和那時候的某些氣味、聲音連接之後，就會喚回我們大腦的意識。

我一直想做一個東西，為每一個人製定「睡前味道」，並且與某些聲音結合。你可以自己錄製，父母也可以為孩子製定，把自己想講給寶寶聽的故事，錄成五十段、一百段，配上熟悉的音樂，最好再輔以穩定的香水或香薰的味道。

這些故事伴隨這個孩子長大。在以後孩子遭遇所謂的動盪期，產生焦慮、憤怒時，拿出這套東西，他就會馬上回到童年幸福的狀態裡。我們可以把這套東西稱為幸福的開關。

**睡眠也是一種開關、一條意識錨定的通道**。所以，一方面要避免異常的味道和聲音干擾睡眠；另一方面，我覺得應該為睡眠建立起穩定的感覺系統，包括聲音、光線、氣味、滋味，身體接觸到的感覺，包括枕頭，甚至是床的味道都要考慮。

還有，在深度睡眠階段，如果有輕微的聲音刺激，可幫助老年人提升睡眠品質和記憶力。原理大致就是在進入深度睡眠時，給一個接近腦波、可能稍微高一點的頻率，來幫助神經活性達到特定的狀態。

美國著名聲音治療師詹姆斯・唐傑婁（James D'Angelo）發現，聲音其實有很多功能，除了剛才講的提供安全感幫助人入眠之外，還有用更輕鬆的方式喚醒你，以及一些療癒的作用。

## 建立睡好覺範本

到了晚上，有很多人都會想：「我今晚睡不著怎麼辦？我怎麼才能睡著？」他的焦點落在怎麼睡著。這是不夠的，我們的焦點應該是「睡著時是什麼狀態」。

你能想起來自己睡著時是什麼狀態嗎？很多人完全不記得。但其實努力想，還是可以想起來。比如我實在睡不著時，就會努力把意識拖拽到睡過好覺的某個夜晚，或者把自己曾經睡過某個好覺的狀態拖拽到現在。

我記得某個午後，廣東肇慶鼎湖旁邊，我表哥他們下湖游泳，我覺得特別累，躺在樹蔭下的躺椅上，伴著蟬鳴的聲音，睡了一個特別舒服的午覺。這是我印象極其深刻的一場睡眠。

當我怎樣都睡不著時，就會想像自己重新到了那個場景。它的焦點不是如何睡好覺，也不是如果睡不好怎麼辦。如果你想這兩個問題，會跟睡眠產生對抗。其實，只需要想一件事：你睡好覺的狀態是什麼。

你可能會覺得，睡好覺時應該是無意識，自己意識不到的。但是你能想到入睡時的光線、當時的聲音，也能回憶起當時蓋的那條毯子，還有當時大概的感覺。這些東西會形成一個連接，通往當時的場景。當你把在腦中還原那些東西、場景時，睡得好的狀態也會隨之而來。

這就是我剛才說到的，我們應該在小朋友還能睡好覺的時候，配齊他睡好覺的匹配元素。他以後長大了，出現睡不好覺時，就把這個場景還原給他。還有，也要建立一個連接，能讓通往他快樂時分，比如一首歌。像是當你老了，彌留之際，孩子哭得不行，你突然撥放這首歌，他就笑了。

我兒子還不會說話時，他每次感到開心時，我就一定會唱某首歌。他後來忘了聽過這首歌，但是每當我再唱這首歌，他還是會莫名其妙的笑。

我還有一個經歷很有意思。我兒子一、兩歲時經常夜啼，哭得很厲害。我就給他誦《心經》，一誦他就停了。可是過一會兒我不誦，他就繼續哭，我就想，這是為什麼？後來想起來了，很可能是我兒子在娘胎裡時，我們就反覆放《心經》。

## 用意識錨定來管理情緒

如果我們能幫一個人把生活場景和他的意識，建立錨定關係，基本上他的情緒就能得到某種程度的管理。

為何外國人睡覺要數羊？因為他數羊時唸「sheep」，發音接近睡覺（sleep）。對講中文的人來說，因為不能形成這種暗示，所以**數羊沒用，我們可以數水餃，一個水餃，兩個水餃，三個水餃，水餃數多了，也是一樣。**

其實這種做法是暗示、催眠神經系統，自己也可以透過自我暗示作用做這種催眠。所以聲音的最大特點就是重複安全性，它一旦能提供某種意識錨定，對你的睡眠就有幫助。這是我們對睡眠和聲音研究的最核心的系統了。

TIPS

## 睡眠魔法——聞到玫瑰的香味

二〇〇九年，德國精神健康研究中心的研究員邁克爾·施萊德研究夢境和氣味之間的關係。施萊德團隊安排了一組志願者在睡眠時分別體驗兩種氣味。其中一種氣味十分好聞，使多數人聯想到剛剛採摘的玫瑰。另一種氣味聞起來則像臭雞蛋。

第二天早上，志願者們分別描述了他們的夢境，研究人員則從積極到消極排列他們的描述。雖然他們完全意識不到那些氣味，但是聞到好聞的氣味的志願者的夢境更加美好。

**所以，要想做甜美的夢，請在臥室內製造些你喜歡的氣味。**

# 第七章

# 在哪兒睡：不在自己的床上，就在別人的床上

# 1

# 東西向還是南北向？睡眠方向會影響睡眠品質

大部分人都在床上睡覺。但這個話題可以再仔細討論：在床上朝什麼方向睡覺？有一年我去故宮，與一位資深故宮建築風水研究師同遊。他說：「小粱，你有沒有觀察到，故宮裡所有的床幾乎都是東西向？」我一看，真的都是如此。

我想，這應該是一些「高人」給皇帝的建議。但是，對於皇帝的床的方向，我們不能迷信和盲從，否則無法解釋，為什麼古代皇帝擁有那麼多御醫，平均壽命還不如現代人。這還是引發了我的一個問題：「我們睡覺應該朝什麼方向？」

當年在講《黃帝內經》時，徐文兵老師說睡覺要頭朝北，腳朝南，「負陰而抱陽，沖氣以為和」。頭是陽極，腳是陰極。在地球磁場中，北極是陰極，南極是陽極，於是我們的頭（陽極），要對著地球的陰極，就像電池一定要正極對負極，負極對正極一樣。

徐老師還說千萬不能頭朝南睡，腳也不能朝著北放，這樣的話，人很容易做惡夢。但是孫思邈（唐朝醫藥學家、道士，被後人尊稱為藥王，著有《千金要方》等書）又說，春夏朝東睡，秋冬朝西睡。

我在搜索「人到底要朝哪個方向睡」時，看到一篇很有意思的文章。它說人應該東西朝向睡，這跟地球的自轉有關。

試想一下，地球的自轉由西向東，在秋天和冬天時，人體的血液更容易留在頭部，對於那些在秋冬時，頭部氣血不夠的人來說，東西朝向是很好的。但到了春夏，氣血都湧在頭部，所以在地球自西向東自轉的過程中，血就更容易流到腳部，這樣頭部的血就會少一點。這就叫作「中道」。

如果你認同中醫的氣血理論，對於生活在北半球的朋友來說，秋冬，要讓更多的血留在頭部，所以要頭朝西睡；春夏，要讓更多的血流向腳部，所以要頭朝東睡。這跟我們的氣血在秋冬和春夏沉浮不同有關。

但是又有人說，地球的自轉不是加速度運動。就像你坐在一輛馬力很強的車裡，一腳油門踩下去時才會有推背感。但地球的自轉是勻速的，所以就不存在這個問題。

後來，我又找了很多文章，有人說朝南睡，也有人說要朝北、東睡或朝西睡，甚至還有人說朝哪個方向睡，其實不重要的。

## 不管朝哪個方向，都不能朝這幾個地方

於是就出現了一個問題：在床上朝什麼方向睡覺，真的很重要嗎？我想了一想，不管朝哪個方向睡，應該有幾個細節提醒你：

### 1. 頭不要對著空調睡

夏天睡覺時，人體防禦能力較低，空調對著頭吹，很容易感冒。這個不需要科學證實，有點生活經驗的人都知道，年齡大了，若空調或風扇對著頭吹，隔天起來會頭痛。

### 2. 頭不要朝著馬路的方向睡

有些人住在馬路邊，樓下來往的車輛雜訊很大。以前有一段時間，由於經驗不足，我在香港租了一間正好臨近十字路口的房子，很痛苦。樓下的車一會兒停，一會兒開，一下剎車，一下踩油門……整個晚上我都非常難受，這些雜訊讓我完全無法進入深度睡眠。

### 3. 頭不要朝著馬桶睡

我曾經在香港的一本風水雜誌上，看見一個人說：「睡覺時，你的頭最好不要朝著馬桶的方向，否則傷神。」具體原因我不懂，但覺得從常識的角度上來說，馬桶有些時候會滴水，因此會影響我們晚上的睡眠。

### 4. 頭不要朝著電磁波密集的地方睡

有一次，我躺在一家相當不錯的五星級酒店的床上，突然意識到一件很重要的事，這家酒店每個房間的格局都一樣，也就是說，我的床頭挨著旁邊房間電視機的位置，通常Wi-Fi、電線全部埋在那面牆裡，所以整個晚上我的頭都是「盯」著那個電視機睡的。

有些人說電磁波不重要，對我們大腦沒影響。可能真的沒有什麼影響，但是你一旦意識到自己一晚上盯著一坨電池、充電器、Wi-Fi、電視睡的時候，哪怕只是一種心理暗示，你也會覺得不舒適。

TIPS

## 老年朋友的床鋪設置有講究

「其寢寐床榻，不須高廣。比常之制，三分減一，低，則易於升降；狹，則不容漫風。」這段話出自北宋陳直所著的老年養生專著《養老奉親書》。它給出了老年人床鋪高度的具體標準，簡單說就是比我們平時睡的床鋪低三分之一。這是便於老年人上下床，預防他們下床時由於重心不穩而摔跤。具體來說，**老年人床的適宜高度應該為四十至五十公分**，由於人的身高不一，**以床的高度達到正常老年人膝蓋骨稍上方為宜**。

老年人床的寬窄也有講究。我們不提倡晚上睡覺把臥室門窗關得嚴實，因為不利於空氣流通。但是晚上風吹過來，老年人容易受涼。此外，稍窄一點的床鋪睡起來更利於保暖。但也不要過於窄小，睡床過窄，會束縛身體，影響血液流通。**一般床的寬度，要比老年人平躺時寬三十至四十公分為宜。**

## 盡可能讓自己的頭遠離干擾

很多朋友晚上睡覺的時候會把手機放在床頭充電，我看了相關報告都說手機輻射很弱，不會影響人體。但是根據我自己的經驗，用手機接聽電話時間長了以後，腦袋靠近電話那邊就會有點痛。因此，如果你是一個很敏感的人，平時打電話時間稍微長一點，你就覺得電磁波對自己有影響，那麼，晚上睡覺時，放在床頭上充電的手機，肯定是對你有影響的，哪怕僅僅是心理上的影響。

所以盡可能讓自己的頭處在一個相對沒有那麼多干擾（不管是聲音、電磁波，還是光線）的地方，也許對於我們來說，睡眠就可以有更多的保障。

## 不糾結於朝向，可能會睡得更好

我還做過一個實驗，躺在一張比較寬的床上，然後各個方向都試一下，發現當我的頭朝東北、腳朝西南時睡得比較好。

不過，在現代，其實不用太糾結應該朝哪邊睡，因為你很難買到一套正南正北的房子。如果你糾結必須朝哪個方位時，很可能這個糾結本身就帶給你煩惱。但讓自己處在一個相對安靜，氣流、資訊和聲音穩定，或比較安定的地方，顯然不會錯。

我還想和大家分享一個自己的經驗：我發現不僅頭不能對著空調吹，其實腳也不能對著空調吹。以前，由於火氣較旺，我睡覺時，常常喜歡把腳伸在被子外面，那時總有空調對著我的腳吹。後來，我發現自己好幾次踝關節疼痛，就是與之前長期腳對著空調吹有關。連吹幾天，肯定會發炎，這是我的個人經驗。

總之，只要我們花一點時間去對自己好（不僅僅是對自己好），就會進入一種「我認真的活著」的心理期待中。

這個世界上有兩種人，一種是將就的人，一種是講究的人。在條件允許的情況下，不要那麼將就，大夢三萬天，每一個覺都值得我們好好珍惜。

## 2

# 房間該大還是小？空間亦影響睡眠

我們睡覺的房間，到底應該大一點還是小一點？有一次，我受一個朋友邀請，住一家房間非常大的豪華酒店，他對我說：「給你面子，讓你住本酒店最大的一間總統套房。」結果那晚是一次很慘的體驗，第二天我感覺暈暈乎乎的，完全沒睡好。

後來有一次，我在一間很小的房間睡，反而睡得很香甜。我就在想，到底房間的大小與我們的睡眠有沒有關係？為此我請教了很多人。

有一種觀點認為，大房間裡的氧氣多，所以可以保持一晚上不會缺氧；而另外一種觀點則認為，房間要聚氣——人跟空調一樣，如果房間太大的話，空調就會很累——如果你在一間很大的房間裡睡覺，你的氣就會散得很開，所以小一點的房間更聚氣。

我觀察了一下，故宮裡皇帝睡的房間都很小，因此，我覺得可能跟小房間聚氣有關。

可是有人說：「不對，那是因為古代取暖很麻煩，所以小一點的房間可以保暖，大的房間通常保暖效果不好。」

但是我覺得他說得也不對，對皇帝來說，保持房間的溫度並不難，他可以下令把整個房間上上下下全燒熱了。

所以，我又問了其他人，他們認為，如果房間太小，會引起幽閉恐懼症——有些人害怕在很小的房間裡睡，他們覺得有壓迫感。還有人說：「有幽閉恐懼症的人，可能是在出生的時候臍帶繞頸，在產道裡被夾留下的後遺症。」

有一次，我參加全球著名的身心靈大師海寧格（Bert Hellinger）的「家庭系統排列」（按：心理諮詢與心理治療領域的方法，多用於家庭治療）活動，現場有一位女士說她有幽閉恐懼症，在很小、很黑暗的房間裡，就會感到很恐懼。於是，他們做的家庭系統排列，模擬她重新出生的過程，讓她能再次完成一個出生的儀式，然後告訴她說：「恭喜妳，妳出生了。」又問那位女士：「妳出生時，是不是臍帶繞頸，媽媽差點難產？」

這位女士說：「是啊。」

原來她在出生一剎那感受到的恐懼和壓力感，一直沒有被去除，所以她害怕幽閉的空間。從這件事來看，有些很荒誕或者匪夷所思的理論，也不是完全沒道理。

## 床幔可以讓你睡得更踏實

有次我到法國參觀凡爾賽宮，看見拿破崙住的房間非常大，但因為拿破崙本身不高，所以他的床其實並不大。我在想，那麼小的一張床放在那麼大、那麼高，牆面和天窗上還畫了很多複雜壁畫的房子裡，拿破崙怎麼能睡得好？

導遊說：「你觀察得非常仔細。你知道嗎，拿破崙之所以能在這麼大的房裡安然睡覺，其實是因為他有一個很好的床幔，睡覺時床幔會罩住他。」

其實就跟中國古代那種小房子一樣的床很相似，人們在晚上睡覺的時候，把床幔圍起來，睡在裡面就會有安全感。

我曾經住過江南的一家酒店，睡了特別好的一覺，就是因為它有床幔。而且床幔是真絲的，很透氣，所以睡覺時並不覺得缺氧。而我在那樣一個相對比較小的空間裡覺得很自在，因此睡得很踏實。

後來一位朋友跟我說：「房間的大小不重要，重要的是你自己的格局。」上升到格局就沒法說了，因為它沒法衡量。

還有另外一位朋友告訴我：「不管怎麼樣，臥室裡放太多植物是不好的，尤其是滴水觀音（按：即蘭嶼姑婆芋，其葉汁含有草酸鈣，可引起皮膚過敏）這類植物。」

我問：「為什麼？」

他說：「你不知道滴水觀音有毒嗎？它的水滴下來會傷害皮膚。」

我說：「我不碰它不就好了嗎？」

他說：「除了這個原因，還有一個很重要的常識，植物在晚上也會吸收氧氣、釋放二氧化碳。所以，如果房間堆了很多綠植，晚上睡覺會缺氧。」

我說：「聽起來也有道理，那把窗戶開個縫不就好了嗎？」

可是有觀點認為，晚上睡覺時，如果把窗戶開一條縫，吹進來的風叫「虛邪賊風」。賊風，就是你沒有意識到，但它悄悄存在。我後來發現，那種透過小縫吹進來的風特別刺骨，它比從寬縫裡吹進來的風更加銳利。這也是我自己的感受。

如果把整個房間弄得很密閉，顯然也不合適。

後來有人告訴我：「你想多了，空氣分子是很細小的，我們所在的空間，其實不會是完全密閉的，它總是可以保持氧氣平衡的。」

## 臥室大小因人而異，但不宜過大或者過小

那麼，到底多大的房間才比較適合睡覺呢？

我覺得有一個特別好的答案——因人而異。這不論在政治上和學理上都非常正確，你得自己試。

對此，可能很多人會質疑：「你到底能不能肯定啊？」其實不肯定才是這個世界上最重要的真理，因為每個人的個體差異很大。一個活得講究的人，應該好好琢磨自己應該睡在一間大一點的房間，還是睡在小一點的房間，每個人的情況都不一樣。

不過，特別大和特別小的房間，肯定都不適合。

什麼叫特別大？超過三十平方公尺的臥室，我覺得就算特別大。如果家裡的臥室有六十平方公尺，那麼，最好要有一個床幔罩著睡比較好。

什麼叫特別小？小得跟膠囊一樣，當你躺進去的時候，可能會有一種王陽明躺在棺材裡「龍場悟道」的感覺。如果你能藉此了脫生死，面死而生，那也不失為一種人生感悟。但沒必要每天晚上都這樣感悟一遍。所以房間太小，也不大合適。

TIPS

## 藥枕睡眠養出好氣色

南宋詩人陸游，一生過得可以說歷盡磨難，但他卻在那樣一個醫療、衛生條件極為艱苦的時代，活到高齡八十五歲。講究養生的陸游，有一套獨特的養生法：藥枕養生法。

中醫認為「頭為諸陽之會，腦為元神之府」。頭部是血管、神經分布極其豐富的部位。利用藥枕中藥物的藥性作用於頭部，就能清心明目、健腦安神、調和陰陽。

**藥枕非常適合失眠的人。**根據中醫辨證施治的理論，失眠的藥枕方主要有以下五種：

**1. 治肝火擾心型失眠**

適應症狀：失眠多夢，甚至徹夜失眠；急躁易怒、頭暈頭脹、目赤耳鳴、口乾口苦、食慾不振，大便乾、小便黃，舌紅苔黃。

藥物：鉤藤五百克，羅布麻葉一千兩百克，決明子一千克。

用法：將上述藥物一起晒乾。把鉤藤和羅布麻葉研磨成粗末，與決明子混合均勻，用紗布包裹封好，裝入枕芯以製成藥枕，每十五天更換一次藥物。

功效：疏肝泄熱、鎮心安神。

**2. 治痰熱擾心型失眠**

適應症狀：心煩失眠、胸悶胃滿、噁心噯氣、口苦、頭重、目眩、舌偏紅、苔黃膩。

藥物：白芥子一千克，皂角一百克，薑黃、石菖蒲各兩百克，陳皮五百克，大茴香五十克，冰片二十克。

用法：將上述藥物晒乾或烘乾，一起研磨成粗末，裝入枕芯中，製成藥枕，每隔十五天更換一次藥物。

功效：化痰清熱、和中安神。

**3. 治心脾兩虛型失眠**

適應症狀：不易入睡、多夢易醒、心慌健忘、疲倦食少、頭暈目眩、四肢無力、腹脹便溏、面無光澤、舌淡苔薄。

藥物：當歸三百五十克，黃耆兩百五十克，甘松、白朮、陳皮、茯苓、熟地黃、葛根各兩百克，酸棗仁一百五十克，木香五十克。

用法：將上述藥物晒乾或烘乾，一起研成粗末，裝入枕芯中，製成藥枕，每隔十五天更換一次藥物。

功效：補益心脾、養血安神。

**4. 治心膽氣虛型失眠**

適應症狀：心煩失眠、遇事易驚、心慌膽怯、緊張不安、自汗氣短、倦怠乏力、舌淡苔白。

藥物：琥珀五十克，夜交藤三百克，酸棗仁、枸杞子、蠶砂各兩百克。

用法：將酸棗仁、夜交藤、枸杞子晒乾，與琥珀一起研磨成粗末。將此藥末與蠶砂混合均勻，裝入枕芯中，製成藥枕，每隔十五天換藥一次。

功效：益氣鎮驚、安神定志。

**5. 治胃氣不和型失眠**

適應症狀：失眠多夢、胃腹脹滿或脹痛、噁心嘔吐、反酸燒心、大便臭或便祕、舌苔黃膩或黃燥。

藥物：天麻八十克，竹茹、石菖蒲各一百克，桑葉、荷葉各兩百克。

用法：將竹茹搗成絨狀，與其他藥物一起晒乾，研磨成粉末。將此藥末用紗布包好，裝入枕芯中，製成藥枕。每隔十五天換藥一次。

功效：疏肝和胃。

## 頭頂有玻璃或者鏡子，睡覺會沒有安全感

除了房間的大小以外，其實還有一個非常重要的細節——床上的燈。很多人臥室裡裝了水晶燈，可是就算燈關了、睡著了，其實意識裡仍然隱隱覺得頭頂上墜著一個東西，會若有若無的擔心燈掉下來砸到自己。

當然，還有一種人喜歡在天花板上裝一面玻璃。

我有一次去一位朋友家，他居然在客廳的天花板上裝了一面鏡子，我說：「這就是杯弓蛇影的典故啊。」

其實一個人晚上睡覺時，隱約感覺自己上方有個影子在晃來晃去，會造成精神緊張。如果小時候你就不習慣頭頂上有一面玻璃，長大的你為了好玩而弄了一面，還是挺嚇人的。甚至連床的左右兩側，最好都不要有玻璃或鏡子。因為鏡子會反射光線，影響睡眠品質。

總之，睡覺時讓自己處在相對安全的狀態中，才是真正重要的事情。

因為只有在安全的狀態下，或者認為自己安全的狀態下，你才會真正的放鬆。

## 不要有尖銳的東西對著床

關於睡覺的空間這個話題，還有一個特別有意思的觀點：最好不要有尖銳的東西對著你的床。我覺得這個很容易理解，因為人面對尖銳的東西，會習慣性的緊張。別認為不看它就沒事了，沒那麼簡單，因為很多時候我們是會被暗示的。

我曾經看過一部美國電影，裡面有這樣一個情節：

一個人問：「從一到七的數位裡，你想到數位是三，對嗎？」

對方驚呼：「你怎麼知道？」

因為當回答者走過房間時，有人在他身邊豎了一塊標著三的牌子，然後電梯裡又播放著一首與三有關的音樂，再之後又有一個人身穿帶有三圖案的衣服在他面前走過……這些他可能都沒有意識到，但這些沒被覺察的東西，其實能被潛意識捕捉到。

同理，那些尖銳的地方對著你的床頭，你就算熟視無睹，沒有覺察，也會受到它們的影響。閉著眼睛時，如果誰拿著一根鉛筆對著你眉心，你都會覺得有點緊張。

因此，那些尖銳的東西對著床頭，肯定會對你有某種潛在影響。這是因為人們在無意識中，仍然會接受各種資訊。

讓我再次強調一次，房間過大或太小、頭頂上有玻璃或鏡子、被類似針刺的尖銳東西對著，都會讓人沒有安全感。所以那些因素，都只不過是些外在條件，本質上，要讓自己在安全中入睡，才是核心。

# 3 你值得一張好床

「在哪裡睡？」這個問題的答案很簡單——當然是在床上睡。

一張好床，應該可以幫助我們減少身體壓力。學過高中物理的人都知道，壓力（按：個人主觀的感覺）和壓力（按：物體所受的壓力與受力面積之比）是兩回事。就像高跟鞋，它承載著的人有五十公斤（胖一點的人有一百公斤）左右，由於高跟鞋的鞋跟觸地面積很小，所以壓力很大。

## 好床應該充分貼合身體

不要小看這一點，其實在床上，很多人的身體都沒有與床充分接觸。這樣會帶來很多問題，比如有些前凸後翹、胯部較豐滿的女生，當她在床上睡覺時，腰懸空，因此腰這部分的面積，就沒有被計入承受壓力（這一部分面積可能有半平方公尺，或者四分之一平方公尺），所以，其他接觸到床的部分所承受的壓力就很大。

作用力與反作用力是相等的：躺在床上，你有多重，床就會給你多重的壓力。

我們的診所有很多骨科醫生，有段時間我跟診一位骨科醫生，經常會看見那些細腰翹臀的女生說自己腰椎間盤突出。醫生問：「妳做了什麼動作，導致腰椎間盤突出呢？」她說：「沒有啊。」

後來經過不斷詢問「妳是怎麼睡的？」、「妳的床是什麼樣的？」……發現這些女生的床比較硬，所以她的身體和床接觸面積不充分，因此壓力就很大。

脊柱也會因為身材前凸後翹，而出現一點非自然的彎曲。這種不正常的彎曲，經年累月，最後會引起腰椎間盤的膨出或突出。腰椎間盤有可能是向裡突，也可能向外突。很多人腰椎間盤向裡突的一個原因就是被臀部硌到（按：音同各，指碰到堅硬不平的東西而引起損傷或痛苦），還有一些人側睡久了，也會導致這個問題。

小孩子的微循環很順暢，因為他們身上沒有那麼多阻塞點，所以有些時候就算睡姿有些扭曲，他也不會感到疼痛——小孩子氣血運行比成人順暢，那些可能因姿勢不對而產生疼痛的地方，可以很快解決。但是年紀大了以後，人的微循環變差，長期壓迫一個地方，很容易影響微循環，於是身體就會發出一個聲音：「你壓疼我了。」

於是你翻身，因為翻身可以釋放被壓部分的壓力。但**在睡夢當中經常翻身，總會影響睡眠品質**。

其實，這中間有不同的因果關係。有人說因為夜裡老翻身導致睡得不好，有人說因為從淺度睡眠到深度睡眠，再到快速眼動睡眠這個過程中，由於身體受到了疼痛的壓力，所以這個波形走得不完整，導致睡眠淺。

從理論上說，一張好床，應該能比較充分的與身體各個部分貼合。彈簧床墊只承受上下的壓力，所以現在開始流行各種乳膠床墊。乳膠床墊朝各個方向受力，當你以各種角度擠壓這張床時，它都會以完整的方式包裹你、承接你，盡可能的貼合你，因此你自然而然就會睡好一點。

不過也有個壞處，如果你家裡的床太好，你身體的「耐床性」就會比較差（睡別的床時，就會不習慣）。所以有些敏感的人，換床後都睡得不好。

就像童話中的豌豆公主，能感受到很多層床墊下面的那一顆豌豆。

## 同床睡覺，各自修行

一個睡不好覺的人，會在生活中以各種方式，找各種理由或藉口來指責別人。你以為可以就事論事的和他討論，其實根本就不是這件事，睡不好覺的人只是藉這件事情發洩情緒而已。

這是人的一種本能，**我沒有見過一個睡不好卻脾氣很好的人。**所以，一張好床應該是能貼合身體，盡量擴大接觸面積，減少壓力，令睡在上面的人的翻身次數減少，從而讓高品質睡眠的週期更穩定。

現在很流行「一床兩墊」。兩個人睡在一張床上，感情早已從夫妻變成了合夥人，然後變成了有矛盾的合夥人。

由於住宅面積有限，加上各種風言風語，因此不適合分床睡，但睡在一張床上時，難免會相互影響。尤其兩人體重不一樣，這邊剛剛睡著，那邊「砰」的坐下去，恨不得把睡著的人彈起來，被吵醒的人因此生出無名之火。最可怕的是那些有教養的人——有教養的人不會馬上發洩，於是就把自己「憋」到內傷。

不能發洩出來的情緒，就會往「裡」走，然後開始上演各種內心戲。不是每個翻白眼的人都是壞人，但一個人在夢裡如果對你翻白眼，更可怕。

傳說中的同床睡覺，各自修行，其實可以體現在一張大床的兩個床墊上面。我特別主張兩張小床並在一起，這樣各睡各的，特別具有「二分」又「一元」的感覺——一個西瓜，切成兩半，左邊給你，右邊給我——跟打太極拳一樣。

## 不要在床下放任何可能包含細菌的東西

關於床，還有一個非常值得和大家討論的話題：很多人喜歡利用床下面的空間，尤其是居住面積比較小的家庭，一張大床的占地面積很大，所以有些人就在床底下堆東西。

有一年回家，我赫然發現我媽給我弄了一張帶抽屜的床，她也把鞋放到抽屜裡。我跟我媽說：「這鞋沒洗乾淨，而且是以前穿過的鞋。」我媽說：「哦，對不起，我趕緊拿走。」當時我覺得我媽特別能理解我。

有一些本性善良的老人家，總覺得家裡沒點現金不安全，於是就在床底下放一個盒子，把現金放在裡面。又怕別人知道，於是又在外面匆匆忙忙的堆了一些紙盒子，再塞一些舊衣服……總之都是包含細菌的東西。

如果一張床下面有很多的細菌，那麼，這些細菌終會以各種方式「影響」你。

## 住酒店怎麼才能睡得好

有點常識的人都知道，再好的酒店都不會換褥子和墊子，充其量換床單、枕套。想像一下，很多人睡覺時流出來的口水會穿過那層薄薄的床單，一直滲到褥子裡。

每一次住酒店時，我都會忍不住想：「在這張床上，我與多少身體和靈魂共處在一個時空中？」當然，這是時空折疊的概念。但是從科學的角度，或從微觀的角度來說，他們所留下的細菌、汗液總是會滲透到床墊裡的。

因此，盡可能少出差是好事，很多人說：「沒辦法，我們的工作必須出差。」如果真是這樣的話，我建議大家，出差時帶一條稍微厚一點的床單鋪著，甚至再帶一條枕巾。一方面，這樣會更加安全和衛生；另一方面，自己的味道總是會讓自己產生安全感。

對那些總是頻繁換酒店住的人，我心裡有一種隱隱的同情，他們要有一個多麼強大的免疫系統，才能與種種有情、無情的眾生和諧相處。這可真是經不起聯想——在一張床上，你與無數人曾經經歷過的資訊重疊在一起，這是一種什麼樣的想像。

我有個朋友推薦一個方法，有一次他去一家酒店，一進門就聞到了地毯發霉的味道，床單也有點發霉，聞著難受。那天他正好參加一場飯局，最後還剩一點茅台酒，他就帶了回來。到房間後，他把一點點茅台酒倒進菸灰缸點燃，讓它揮發一會兒，感覺房間裡那股發霉的味道消了很多。有機會的話你也可以試 一下，當然，一定要注意安全。

總之，我們和床的關係，也是我們和自己的關係的投影。睡好覺的人，性格就好，第二天比較開心，也較容易展露笑容，運氣也就不會太差了。

第八章

# 何時睡：時間就是節律

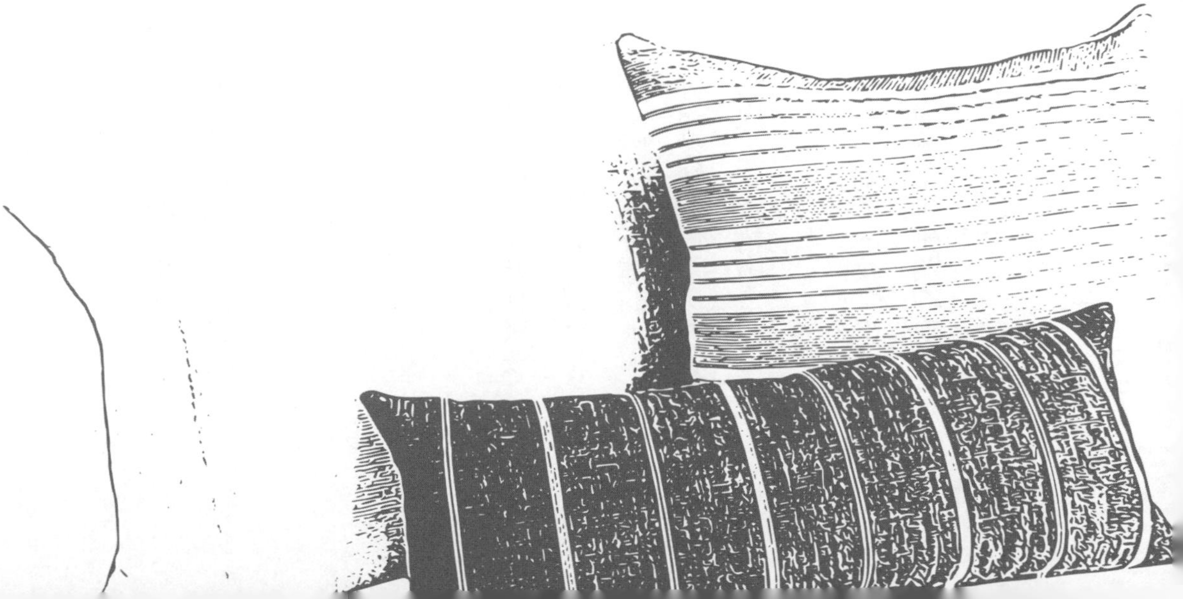

我常常很羨慕那些有一個可以獨自玩的愛好的人。比如，我有位朋友喜歡吹單簧管，他可以一天吹六個小時，甚至十個小時。當他沉浸在音樂世界時，他會和自己成為很好的朋友。

## 我們為什麼捨不得睡

為什麼用這個話題來起頭呢？因為我發現，在睡覺這個問題上，除了問「人為什麼要睡覺？」之外，我們還可以問「人為什麼不睡覺？」當然，這不是指睡不著的人，以及工作很忙，必須應酬、喝酒吃飯的人。而是指那些可以睡且有能力迅速入睡，卻不睡的人。

這些人為什麼會有這樣的習慣？因為他們找到一種可以和自己玩的愛好。

以前，只有修養比較高的人，譬如音樂家、書法家，或是打坐的人，才會藉由一個自己跟自己玩的玩具來打發時間，而且也很享受這個過程。

中國文化裡，大部分有意思的東西都是和自己玩。比如釣魚、彈琴、站樁（按：中國特有鍛鍊身體的方法）、打坐，甚至插花、寫字、抄經，這些和中國傳統文化相關的娛樂項目，都有一個很重要的特點：與自己玩的藝術。

後來由於手機誕生，我們甚至不用掌握一種要靠訓練才能得來的技能，就可獲得便捷的可供自娛的玩具。利用手機，我們可以沉浸在自己喜歡的新聞和影片裡，在網路上做自己想做的事情。

## 享受自由的獨處，是會上癮的

有時候我在想，人不想睡覺，是一個司空見慣的都市行為，它背後隱藏的是我們很想擁有一段自由的獨處時光。

這種自由的獨處不是孤獨，而是你願意享受的事。**孤獨包含著某種對自己的不滿和可憐；而獨處是享受一個人狀態**。尤其是在這個看重社交的時代，有人每天都很忙，要應酬很多事情，而他又不忍心、不捨得拒絕與別人的連接，所以白天幾乎是被撕裂的。到了夜晚獨處時，看看電影、看看喜歡的網站，就合一了。

兩年前，我和喜馬拉雅的兩位創始人余建軍和陳小雨一起聊天。講到睡眠問題時，余建軍說他捨不得睡，一開始我感到很詫異，後來發現自己越來越理解他。因為建軍是一個很友好的人，他很認真的把每一件自己力所能及的事情做好。所以很可能每天只有很晚時，別人都睡了，沒有人再去聯繫他了，他才擁有一個獨處的時光。

## 開始不想睡，後來睡不著

有天，我在公司和同事查看月度財務報表，中途休息時，跑到走廊抽菸，突然有一種很強烈的回溯感。大學時，我因為不想在宿舍裡吸二手菸，於是抽了一手菸。我當時覺得自己不會上癮，以為隨時可以停掉。但為什麼，現在變成了一個在開會時都要跑出來抽一支菸的人呢？

原來，剛開始你只是覺得好玩，覺得自己可以控制這一切。但是養成習慣以後，你就被自己曾經放縱的欲望反向綁架了。

我想說的是許多剛開始捨不得睡覺的人，後來都睡不著覺，這就是被自己開始的欲望綁架之後，慢慢發展出來的一種無奈。

我發現曾經很長一段時間裡，我也是這樣的一個人。一個人越是在白天覺得事情做得不完整，沒有做到自己想做的事情，他在晚上，就越會發展出那個更加純粹、放鬆而自由的自我。

相信很多的朋友都會貪戀晚上十一點，乃至到凌晨一點至兩點的一段自由個人時光。但是當我們選擇這種快樂時，我們必須意識到它可能透支未來，一種可能在未來出現情況的前奏。

所以，後來**許多的睡不著覺的情況，都和剛開始不想睡覺有關**。

## 未來的一切，都是現在各種習慣的結果

你會發現，不想睡覺慢慢引出四個方面的問題：

1. 我們要真正了解人為什麼要睡覺，可以從「人為什麼不睡覺？」這樣一個逆向角度去看，稱之為「見諸相非相，即見如來」（按：意思是指不同角度看事情，所見就不同）。
2. 很多人剛開始並不是不能入睡，而是不捨得入睡。這件事情背後的深層次原因，在於我們需要一段自由的獨處時光。
3. 自由的獨處時光，其實是中國很多傳統藝術和國學快樂法門的最重要心法。

4. 在獲得這一切快樂的同時，我們要清醒的覺察，這可能是為以後我們不得不失眠、無法自由進入睡眠所交的「訂金」。

當我們意識到這一切時，就可以產生一種決絕力。這種決絕力是：我知道將來可能以此為代價，我現在還是選擇晚點睡。

一個人「明知未來會產生什麼結果，仍然做出這樣一種選擇」，和「他不知道未來可能會產生什麼結果，而做出選擇」，有什麼區別嗎？

區別就是將來有一天，當他睡不著覺時，他會知道這是自己的原因。那他就不會對自己的失眠抱有任何的憤怒、憎恨、絕望和焦慮，因為他知道這是自己之前所造的業，也就是他自己形成的習慣的結果。

把這個話題推而廣之，我們就會對自己未來的人生有一種淡定感，因為你知道未來的一切，都是自己現在各種習慣的結果。而且你已經知道它就是這樣，所以對於未來，你就能坦然。有意思的是，當你能對未來坦然時，當下的你反而更加從容。

# 第九章

# 和誰睡：各歸其位，各安其所

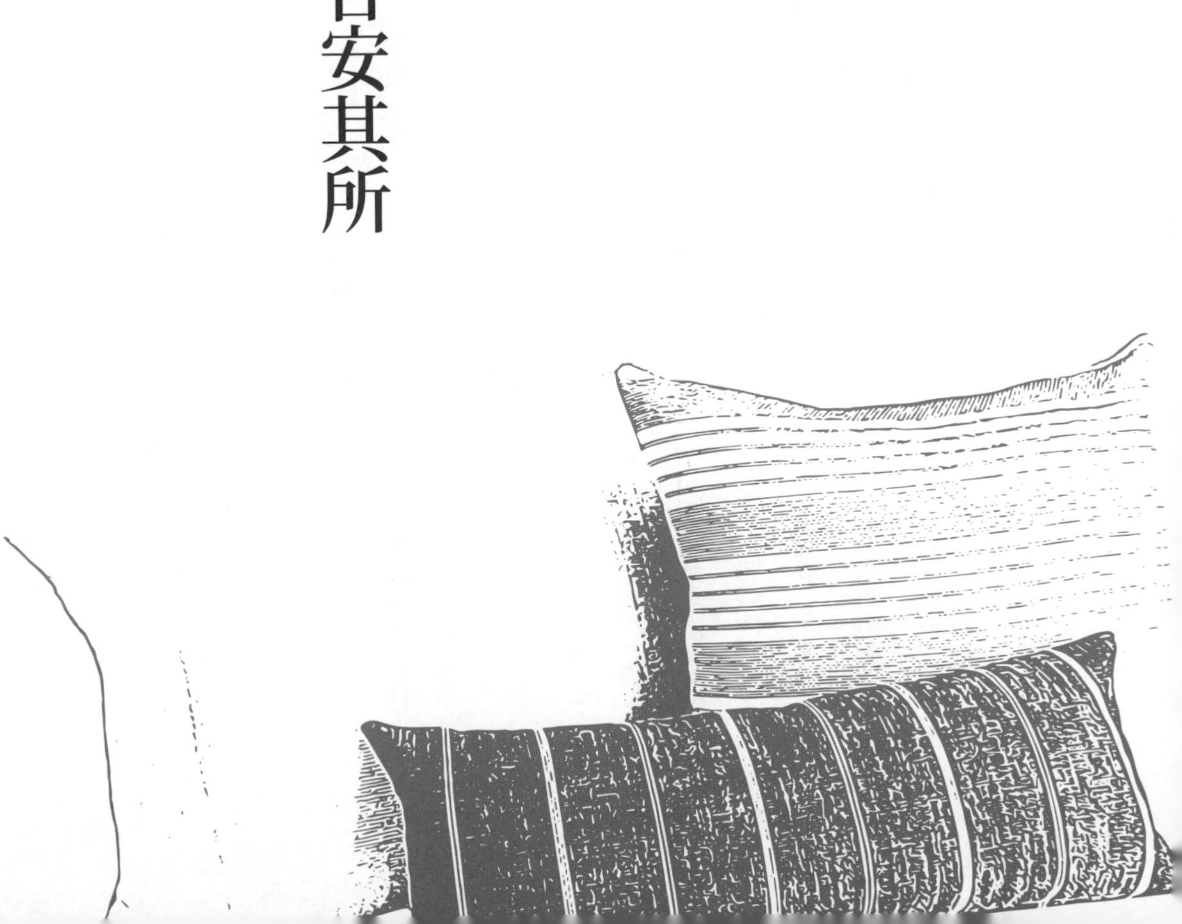

「能睡好覺的人運氣不會太差。」如果這句是祝福的話，當然很好。但如果你恰好睡不好覺，這樣說會不會讓你產生新的焦慮？你會不會覺得：「慘了，像我們這些睡不好的人，是不是運氣很差？」

那麼，我修改這句話：「睡得好覺的人，運氣很好；睡不好覺的人，也恭喜你，有機會和睡不好的自己喝杯下午茶，或者說喝杯夜茶，邀請他來看一看自己有什麼訴求，為什麼就是不睡？」

## 為什麼存在「和誰睡」的問題？

《詩經》裡有一則故事，說的是一位古人睡不著覺。於是這個人獨自喝了很多酒，然後搖頭晃腦，想花一天時間了解到底自己出了什麼狀況。也許他很早就明白一個現代西方心理學常討論的問題：每一次失眠的背後，都隱藏著某一個你內在的糾結和困擾。

但他還是不知道，於是駕了一葉扁舟划到湖中間有旋渦的地方打轉，希望透過離心力，把自己的想法甩出來。當然這在我們看來好像很可笑，但是我卻覺得他背後指向了一個古人的認真。

古人很在意自己，對內在的自我也充滿了好奇，所以他會花一天找方法看清自己糾結的真相。就這個動機而言，很讓我欽佩。

相較而言，我覺得大部分現代人都活得太粗糙了，不願意認真對待自己內在的困擾和問題。人總有很多的理由：忙啊，說不清楚啊，過兩天就算了呀……現代人的思維價值判斷和生活，都過度外部化了，以至於我們缺乏關注世間最值得尊重的那個人——自己。

我們常常聽人說要愛自己，愛自己從哪裡來？覺察自己，看見自己的真心、真正的自我，才是愛的第一步。

我很喜歡儒家學者愛新覺羅．毓鋆（音同雲）老師講《中庸》時，解析的「慎」字。他說：「慎獨，慎，是謹慎的慎；獨，是獨自的獨。在很長的一段時間裡，我都以為慎獨的意思，就是一人在獨處時要很謹慎，人在做，天在看，不要做苟且之事。」

其實，除了這個解釋，還有另外一個意思，慎的左邊是心，右邊是真，就是真心。慎獨，在毓鋆老師那裡的解釋，是一個人要非常認真的對待真正獨處且獨立的「我」，也就是人最內在的真心。

現在看來，《中庸》的確是一個絕大部分人不了解、甚至是誤解的一本書。就這一個解釋，其實已經完美的詮釋了現代西方心理學裡最重要的一個假設：所有人都應該花時間去看清自己、認識自己、了解自己，並且接受自己，最終發展自己。

每件事都是我們用來發現生活真相的媒介。

「和誰睡」這個問題可以拆成若干個問題，比如「應不應該讓孩子和父母的某一方睡？」、「孩子長大了，應不應該和父母睡在一張床上？」、「夫妻應不應該分床睡？」、「夫妻什麼時候應該分床睡？」、「單身的人應該怎麼睡？」等問題。

## 孩子跟父母睡，會導致家庭角色錯位

第一個問題，應不應該讓孩子和父母的某一方睡。我從身邊一些朋友身上發現一個現象：隨著孩子慢慢長大，到了上小學，父親可能常常因工作加班到很晚，而母親又必須每天早上送孩子上學（或送上校車），於是家裡就出現一種情況：母親帶著孩子睡、父親一個人睡。

在這樣的無奈之中，或許也製造出了某種小慶幸——夫妻雙方偶爾在一起時，會有種陌生的新鮮感。有一次，我在廣州採訪海寧格夫婦。海爺爺已經很老了，基本上不說話，絕大部分時候，我只能看著他們做家庭系統排列。然後我跟海奶奶（索菲亞·海寧格）

進行一次很深入的談話。

海寧格先生發展出的家庭系統排列，其實和中國的傳統文化非常接近，他希望學員們每天都能誦讀《道德經》。而在我看來，他的家庭系統排列很多跟儒家的觀點很契合，比如，海寧格先生認為如果一個人的生命狀態不對，一定是把自己放錯位置。

像是老闆沒有成為好老闆；老公沒有做好老公的角色；父親沒扮演好父親的角色……甚至在那些因為種種原因，讓孩子一直以為自己就是家裡的老大。因此，種種沒有處理好的問題，會導致小朋友、乃至整個家庭種種狀態的不協調。

為什麼我會突然說到海寧格？因為我想到了某個案：有位朋友家裡就是母親和兒子睡，因為母親需要在早上照顧小朋友，而父親單獨睡。

結果，參照海寧格的家庭系統排列，我發現這個家庭有個特別有趣的現象：父親慢慢的沒有做父親的感覺，老公淪落為家裡的「長工」，兒子變成母親的「老公」，老婆變成兒子的「情人」。老婆和老公之間感覺像董事會成員，作為聯合創始人，在一些家庭事務上需要協商，但在情感上，老婆看老公是「公公」——要麼是沒用的男人，要麼是男朋友的爸爸。

我諮詢了一些心理學界的朋友，他們說長此以往，最受傷害的其實是孩子。因為孩子會在成長的過程中突然發現，有一個男人在家裡，居然對「我的女人」動手動腳，他的心裡會忿忿不平。當然他不會表現得那麼明顯，但那種情緒確實會存在。

更關鍵的是，當母親把兒子當作自己的「老公」或「男朋友」時，其實孩子是承擔不了這份責任的。於是，許多沒有表達出來的期許，在三個人當中都形成了錯位。

我開始以為這只是個案，後來跟海寧格夫婦探討這個問題時，他們說，這個問題在中國非常普遍，他們做了很多心理諮詢的案例，發現許多家庭都會有這種角色位置不當的挫敗感。

長此以往，母親會對父親喪失信心，兒子不再那麼認同父親，兒子本身也會慢慢的有點不知所措，因為隨著年齡漸長，兒子可能會隱隱的擔心那些更年輕的（與他本人同齡的）女孩子，覺得她們會不會太小了，會有一種發現自己在「劈腿」的罪惡感。而且當他和同齡女孩子談戀愛時，內心中對自己母親有愧疚，好像沒有完全表達清楚的狀況下，他和「前女友」分手了，然後開始了一段「不倫」之戀。

其實，兒子只不過是和一位跟他年紀相仿的女孩子談戀愛而已，可母親會覺得自己被拋棄了，因為老公已經不再是她的老公，而她的兒子（男朋友）又離她而去。當然這也未必是壞事，因為這種雙重打擊，如果處理得當，對於女人來說可能是一個契機，能幫助她成為獨立而堅強的女性。

最後，如果兒子的「新」女朋友變成兒媳婦，婆婆和兒媳婦之間會形成一種莫名其妙的緊張感。相信大部分的人都很容易理解這種情況，甚至還有很多人把它當作一個玩笑，彼此調侃。

但你想過嗎？很多事已經不再是真正的道理，也不再是顯意識，它可能變成很多人的潛意識，這種潛意識會一次又一次的以某種奇怪的方式遺傳下去。

這個從小被母親當作老公的男孩子，後來真正成為某人的老公時，會不知道該如何處理前女友（母親）和妻子之間的關係。於是他會從這種關係中抽離，甚至有些時候會躲避。當他和妻子有了孩子之後，他的妻子又會繼續目送那個在三角關係中無法自拔的男人，然後躲到隔壁，「愛」上自己的兒子。

## 「各歸其位」才是一切和諧的基礎

在中國，這樣的關係一次又一次的錯位，這樣的情況已延續很多輩。所以海寧格先生說：「為什麼很多中國女性顯得特別強勢？其中包含一種深深的怨念——她被保護、被呵護等欲望長期沒被表達、滿足，最終就會幻化成放大在自己可控的範圍和領域裡的權力。「而男性往往在這樣的雙重關係擠壓中缺位，當他創業時、成為主管時……也許在關鍵時刻就會逃避。」

你是不是覺得這種情況非常普遍？如果是，請記住，當我們有所覺察這些事情時，就要重新用一些儀式，並且清晰的告訴自己：我要從這種錯覺（錯位）中抽離出來，重新進入生活，告訴自己，我現在應該進入一個正確的角色。

對海寧格夫婦的訪談給了我非常大的啟發——「各安其命，各歸其位」，這才是一切和諧的基礎。希望你能找到自己的位置。一個安於自己本身角色的人，行、住、坐、臥，都是與其角色相和諧的。

## 為什麼睡覺需要儀式感？

前文講到，很多小孩子由於從小跟著母親睡，男孩子可能會變成母親的「老公」，而女孩子就可能慢慢的產生一種和這個女人一起搶父親的感覺。所以，和誰睡覺不是一件那麼簡單的事，它有很強的角色暗示性。

較早之前，我採訪了美國心理學大師吉利根（Carol Gilligan），他曾在美國史丹佛催眠實驗室工作過十多年，是催眠領域的翹楚。他跟我介紹什麼叫儀式感，以及角色的暗示特徵。他說，人們為什麼需要一場非常嚴肅的婚禮？因為你在婚禮上對著很多人莊嚴的承諾：「我會長時間愛這個人，不管生病、貧窮、飢餓……。」你在告訴別人的同時，也在告訴自己，而我們正是在被自己告知的情況下進入某種角色。

若你能理解這一點，就能理解孔夫子為什麼那麼強調禮。比如，男孩子長到一定年齡，要行弱冠之禮（成人之禮）。因為在禮——尊重的互動當中，人的角色感會被強化。禮，是尊重的藝術，也是在互動的過程中保持儀式感的藝術。我們在和長輩交流過程中的眼神、角色；在送別一位朋友時，看著他消失在街角拐彎處直到看不見才回去……這一切都是你做給對方看的，但同時也是告訴自己，告訴自己的意識和潛意識：我處在這個位置。

很多朋友小時候很不幸，或者現在仍然不幸的處在角色錯位中，實際上他們應該完成一次齋心（洗滌心胸、摒去雜念），明確的告訴自己：「我現在是兒子，我不是這個女人的『老公』，也不是她的『男朋友』，我僅僅是她的兒子。」同時，也要告訴母親：「我僅僅是妳的兒子，妳應該回到父親身邊。」

如果妳是不小心成為自己兒子「老婆」的女人，妳也應該告訴他：「我僅僅是你的媽媽，不代表別的，我就是你的媽媽。這是你的命運，也是我的命運。」

夫妻之間，也應該告訴對方：「我是你的妻子／丈夫。」

彼此之間不光要說出來，更要在所有日常裡，表達出這種角色感。

一個國家，如果沒有明確的精神上的皈依，就會導致一系列混亂。同理，一個公司就更容易讓我們理解這種情況了。那些有好幾個老闆，卻沒有最終拍板、沒有最終負責任的人的公司，一定會生出內亂。

最典型的就如一些夫妻共同創業的公司，當公司發展到一定程度時，員工就會在老闆和老闆娘之間選邊站，並利用他們之間的矛盾獲取利益。當然這是指智商、情商很高的員工，更多智商、情商欠佳的員工，就可能在雙方過招的夾縫中痛不欲生。

一些朋友未必認同我的觀點，但我看到的最好的公司都是這樣的，一定有一言九鼎、敢為公司可能出現的任何不確定性負責任的人，而且每位員工都知道，最終要聽他的。我看到的所有成功的公司都是如此，無一例外。

所以，各自的角色需要藉由語言、行為、儀式感，次第表達出來。這是一個系統得以穩健，系統當中的每個個體能怡然自得的基礎。

## 入眠之後，你才能回歸最根本的角色

早些年，我和吳伯凡討論《心靈地圖》（*The Road Less Traveled*）這本書時，聊到一個話題：很多人一直不願意讓自己成為成年人，是因為他始終沒有放下自己內心裡，仍是孩子的一面。正是這個原因，導致這些人即使頭髮已經灰白，本該承擔起社會、家庭的角色時，卻在某些關鍵時刻做出匪夷所思的事情。

而睡眠，往往是一種很重要的場景設計，它是我們扮演的種種角色中，最底層、最生活化、最常見而且最重複的一種角色設定。

如果你的睡眠角色錯亂，就一定會帶來一系列問題。解決它的方法就是回歸其位，用語音、用正確的睡眠環境、睡眠知識，還有其他一系列的日常行為，幫助自己回到那個本應扮演的角色上。而且內心要很清楚的知道，當下的「我」正扮演一個什麼樣的角色。

就像我在喜馬拉雅做《睡睡平安》這個節目時，不斷的告訴自己：「我是一個和大家分享睡眠感受的同學，不是一個教你一招制敵、馬上就能睡好覺的人。我不是一個幫助你用簡單有效的粗暴方法馬上睡好覺的人，如果之前你抱有這樣的期許或受到過這樣的暗示，請允許我告訴你：我只不過是一個和你一起關心睡覺的人，並且提醒你：睡覺，是我們人生當中最重要的儀式。」

當我們認真對待睡眠時，睡眠會回報我們豐沛的能量。

## 夫妻應不應該睡在一張床上

肯定有許多朋友會疑惑，「夫妻應不應該睡在一張床上」這個話題有討論的必要嗎？也許有。我們可以把它分成兩種情況。

第一種情況：年紀稍長一點的夫妻應不應該睡在一張床上？我向朋友們介紹一些關於睡眠的常識時，經常會問他們：「你們會建議自己的父母在六、七十歲分床睡嗎？」他們說：「你為什麼要問這個？」

我說：「臨床發現，老人家容易感冒的原因往往和被子分配不均有關。」

如果兩個人在一張床上睡得比較開，中間就會有縫隙。由於老年人的身體對於溫度變化比較敏感，被子沒蓋好就很容易著涼。

還有一些夫妻，一方力氣比較大，晚上睡著後會把整個被子都裹在自己身上，另一個人只能用被子的一個角蓋住半邊身體，肩膀露在外面，這樣也很容易著涼。很多得肩周炎

（又名五十肩）的患者，都是著涼導致的。

如果不能分床，我也常常建議朋友們：分被。這樣的話，每個人都有一床被子能裹著自己兩邊的肩膀。

第二種情況：年輕夫妻應不應該睡在一張床上？

當年輕夫妻睡在一張床上時，他們對彼此的態度會慢慢改變。我的一位朋友曾告訴我：「以前我老公在被子裡放屁，我覺得還能接受。可是不知道從什麼時候開始，我完全不能忍受這個老男人在被子裡放屁，這太暴力、太迫害人性了。」

問題在於，為什麼他年輕時放屁你不介意，現在反倒介意了？背後的原因到底是什麼？是因為不愛了，還是因為彼此之間太熟悉了？也許都不是。可能僅僅是你自己變弱了——年輕時身體的含氧量比較高（當然，這是個玩笑）。

我們可以藉由這些細節，觀察親密關係的變化。還有一些很常見的場景，舉例來說，夫妻一方好不容易睡著了，另一方過來一屁股坐在彈簧床上，把已經睡著的人從睡夢中彈醒。於是，已經睡著一方內心開始窩火，但又不能發脾氣，因為已經是深夜了，吵架顯得很沒有涵養。但這種隱隱的抱怨，會裹挾在日復一日的睡夢中，終有一天，會以某種方式在另一個生活場景中（比如兒女教育、身體不好的狀況……），爆發出來。

## 不改變對方，是兩個人走下去的唯一可能

我在某天碰見很久以前認識的一位同事，他是香港著名作家，也是位教授。

他跟我說：「你知道嗎？我最近好開心。」

我問：「為什麼？」

他說：「我工作的大學終於給我一套更大的房子，讓我和我老婆可以一人一個房間。女兒去讀書了，只有我們兩個人在家裡時，可以各自在自己的房間裡看書、打坐，把襪子扔在地上也不用擔心對方異樣的眼光……如果要見面，先打電話預約一下。否則，如果我正跟一位熟悉的異性朋友打電話，有個人突然衝進房間，多少有些尷尬。」

婚姻可以分成三個階段，第一個階段是彼此強烈的吸引，恨不得黏在一起。這種類似發燒的精神上非正常狀況，大概會持續九個月，有些人持續的時間會長一點。

接著互相就會產生一種厭倦感，大多數人身處幸福的婚姻一段時間後，就會變得討厭對方。這種討厭可能不那麼明顯，但其實本質上是兩種生活模式不相容。然後，有些人就開始爭吵、離婚，或搶奪話語權、裁判權。許多人沒有走到這一段盡頭，就離婚了。

現在北京離婚率已經達到三九％至四〇％，這份資料還沒有統計那些事實上等於結

婚、只是沒領證的人。如果其中一些人運氣好的話，他們知道這是兩性關係的第二階段。

少數人也許有機會進入婚姻的第三個階段：昇華。彼此都知道自己和對方並不是完全一致的人，都理性的從成熟的角度發現，應該給予對方空間，讓她／他成為如其本來（按：真實、原來的樣子）的一個人。

**不試圖改變對方，是兩個人能夠繼續往下走的唯一可能。**某些比較成功的婚姻，就基於這樣一種認知。兩個人終於發現，在婚姻當中應當保持對彼此的尊重，相敬如賓，給予對方充分的自由，不以改變對方為共處前提，甚至，絲毫沒有想改變對方的想法。

我見過一些走到第三個階段的朋友，他們在婚姻裡保持了一種不統不獨、既統又獨的狀態。在婚姻裡，如果可以做到既能保持名義上的合法同居狀態，又能保持事實上的精神，乃至肉體上的相對獨立狀態，真的是一件很幸運的事情。

按道理說，每個人的肉體和精神都屬於自己的，你要對自己的肉體和精神負責。兩個明明已經想在精神上回歸各自獨立狀態的人，卻由於沒有受到充分的相關訓練和教育，被某種私以為的狀態所裹挾，非要像新婚或婚前的狀態擰在一起，多少顯得有點不成熟。

說回之前講的那位香港教授，他說自己和老婆在把女兒送去讀書以後，再加上種種因緣，終於有了可以分房睡的生活。晚餐時，他們會互相發短信，相約在客廳見面。如果有一方不願意出來，另一方也會關照一下：「要不要幫你叫外賣？」

其實他有一半時間是獨自在自己的房間裡吃飯。因為他覺得，獨自吃飯其實是一件很愉快的事，如果被迫要在「公共區域」吃飯，就會顯得尷尬。兩個人吃飯的口味未必要一樣，兩個人吃飯的時間也未必要相同，而且這會為他們偶爾在一起吃飯，創造一種約會似的甜蜜感。

## 自己和自己玩，才是這輩子的夢想

男人到了一個階段，終於發現原來自己和自己玩，才是持續了大半輩子的夢想。你可以心無掛礙，沒有道德批判，更沒有情緒上的慌張，開始一段與自己獨處的悠然時光。

後來他告訴我，原來他老婆也有這種期望，只不過以前不好意思說，怕引起誤會。你說，人生大夢三萬天，如果在誤會中蹉跎了，真是一件遺憾的事。

我還有一位朋友，經常出差，有時會覺得很愧疚。後來他發現，其實他老婆挺希望他出差，因為只有當他出差時，他老婆才不需要接受他的種種要求，也不用照顧他，多出很多時間去閱讀，看自己想看的電影，與其他女性朋友打電話聊天到凌晨一、兩點……。

現代社會真是一個奇怪的社會，各種通信工具和社交網路把我們變成一個又一個網路上的節點，我們好像和世界變得很親密，但其實每個人都越發追求不受任何關係束縛的獨立狀態。

或許是時候兩口子討論一下，把一些長久以來內心壓抑的渴望與對方分享。你會發現自己一直不好意思說出來的想獨立的願望，原來對方也有。

千萬不要以為女性是男性的附屬品，這年頭，其實大部分男人比女人更沒有獨立能力。洗襪子、做頓飯……其實你未必能做好，而且在精神上，她可能更渴望獨處。

所以我建議，有能力的家庭，實行一家兩房或一房兩床——偶爾打主場，偶爾打客場。這件事聽起來，總是讓人目眩神迷的嚮往。李宗盛有一首歌〈寂寞難耐〉唱道：「總是平白無故的難過起來，然而大夥都在，笑話正是精彩。」你想過嗎，其實在人群當中，每個人都會不自覺的發現那個孤獨的自己，並且最終接受它，就像每天不管你是不是抱著一個人入睡，結果都是獨自進入黑暗的夢鄉。

我們每個人都是獨自來到世界，最終也會獨自的走。

**每天的睡眠，在某種程度上來說，就是預演這場人生大戲**。

如果你在馬上要睡著的時候，還能覺察到「我快睡著了」，每天享受自己進入睡眠的那個瞬間，是一件非常好的事情。

有一位研究催眠的朋友告訴我：「如果你能很清楚記得自己馬上就要睡著的那個狀態，就牢牢的記住它。訓練好這種入睡狀態，之後你每次想要入睡時，只要喚起那種馬上要入睡的感覺，就會很快睡著。」

後來，我發現在知乎上有一條類似的回答，有一位網友提到了這種狀態。這種將睡未睡、馬上要睡，但還有一點覺察的狀態，據說叫「冥冥」。

那麼，到底和誰睡呢？

到頭來不管你和誰睡，其實最終都是和自己睡。

## 第十章

# 睡眠就是睡出你的節拍

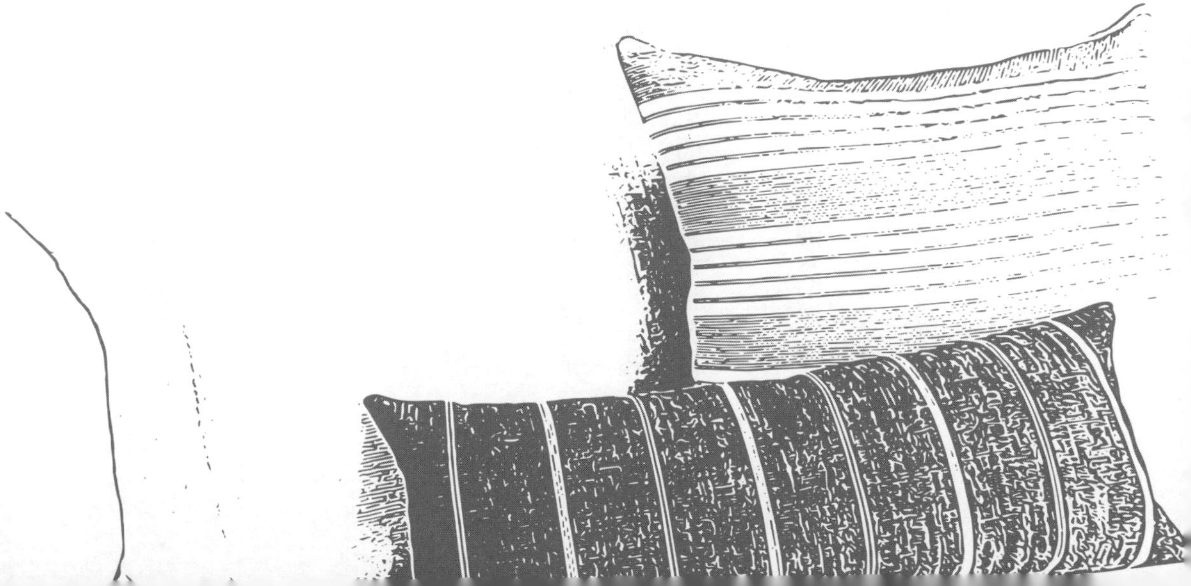

人，為什麼需要睡覺？我看過一篇文章，算是一個比較全面的學術分析。說睡眠有個很重要的功能，就是幫助我們遺忘。

## 睡眠：整理記憶的魔法師

人們平時在白天時，「眼耳鼻舌身意，色聲香味觸法」，經由不同的管道，會吸收很多資訊。有些是你意識到的，有些可能是你沒意識到的。

例如，你在地鐵裡面被別人頂了一下。當時你很憤怒，但是也沒來得及反應。因為那個撞你的人，後來就消失在人群中，也找不著了。但是這個情緒留在那了，成為你的一個記憶。後來你每天都擠地鐵，甚至沒意識到你被人頂撞了。但是這些事情不斷發生著，對你的大腦或者身體而言，產生了某種資訊的傳入。

在睡夢過程中，其實大腦扮演著一個很重要的角色，就是整理記憶。中間涉及很多學術上的問題，比如快波睡眠、慢波睡眠、腦神經遞質之間的連接等。

如果具有科學研究精神的朋友想深入了解，可繼續做研究，我在這裡就不講太多專有名詞了。

許多科學家多樣的研究成果似乎都說明，人的睡眠過程，也是整理白天輸入的資訊的過程，在某一些睡眠階段中，我們歸納整理這些資訊，進而成為比較長久的記憶，甚至變成了我們的意識。

還有一些時候，我們需要在睡眠中，清除掉一些會帶給我們傷害的資訊，或者遺忘掉，從而避免我們受到傷害。

這就解釋了一件事：為什麼每一個人想起過去，多少都覺得還是不錯、挺美好的。說起大學、童年，好像都是滿滿的幸福感。其實那是大腦的一種自我保護機制，忘記那些不愉快的事情。

如果你深入回憶，甚至問其他同學，就會發現你在小學時，在班上經常被別人欺負，是長得不出眾的那一個。大學時被劈腿……這些都產生了很多深刻的記憶，但是忘記之後覺得那些過往也沒那麼糟。

這並非說我就是這樣一個大大咧咧的人，我也目睹了其他人是這樣子，我也有自己的、不足為外人道的痛苦，但是睡眠幫我們把它扔進更深的地方，也許不能真正遺忘，但是它幫我們整理。

## 用睡眠把記憶刻入腦海

有研究結果顯示，快波睡眠，也就是快速眼動階段，有助於整理和穩固記憶。所以有經驗的父母看見小朋友睡覺，眼睛在翻的時候，就知道他正在做夢了。

這時候如果你把一些資訊在他耳邊講一講，說不定他就能聽進去，並記下來。我有個朋友在做一個實驗，這裡講出來供大家參考。

他每天晚上，會跟他的兒子講一些音樂、歷史、地理，還有重要的財務管理的知識。然後總會放一些背景音樂，甚至還會調配某種味道的香薰，然後等孩子在睡著並進入快速眼動階段，就點這個香薰，放這個音樂。他認為這有助於孩子在快速眼動、整理記憶的階段，把這些最重要的事情鎖定在孩子腦中，讓他記住。

看過電影《全面啟動》的人都有記憶，特定音樂響起來時，就是某些重要的時刻。不管在夢的哪一層，這個音樂一起，就可以起到某種錨定的作用。而我的朋友就是用聲音和氣味幫助孩子錨定，好記住那些最重要的資訊。

有一些研究成果顯示，當我們處在慢波睡眠，就是深度睡眠的某一些階段時，我們就會遺忘或過濾掉某些傷心的往事，它就不再讓我們感到那麼痛苦。人需要一些很深度的睡眠，才能忘掉經受過的痛苦。

一個人年齡漸長以後，為什麼總是忘不了那些不能忘卻的傷處和痛苦呢？就是因為深度睡眠時間越來越少了。

## 用睡眠安撫你的情緒

我有個朋友曾告訴我，他在夢裡面，如果跟一個曾經愛過，但已分手的女孩說了再見，那麼後來再看見這個女孩的名字、微信、電話，以及其他關於她的資訊時，他心中不再會有波瀾。也就是說，他那些曾經有的痛苦情緒已經被帶走了，或已經被隱藏在更深的地方了。

一想起來，有些東西可能永遠都不會被帶走，只不過被扔進了更深的地方，我就想提醒那些接受催眠的朋友——有人隨便接受催眠，結果沉渣泛起（按：比喻一度消亡的腐朽事物又重新露頭），被人催眠之後，把深層次的、很多各種時期的有意識、無意識的東西全翻出來了。

催眠師可以一走了之，只留下一個神經錯亂的你在那裡。

總之，人在睡眠當中，需要整理記憶，把一些記錄下來，把一些遺忘或埋得更深。所以說睡眠具有雙向調節功能，既能夠幫助我們固定記憶，又能夠幫助我們抹去一些痛苦的回憶。

這個雙向調節功能很像中藥三七粉，三七粉很神奇，它既能止血，又能活血。比如一個傷口，上面噴一點以三七為主要成分的雲南白藥，你會發現它能幫忙止血；很多人吃三七粉，因為它能活血，有助於緩解腦血栓、血瘀。

萬事萬物總是在矛盾當中重新建立統一，此為不二法門。

## 重要的是睡完整個週期

我們再來討論一個「睡多長時間」的問題。

世界上最早的科學期刊之一《自然》（*Nature*）有一篇文章，專門從基因的角度討論睡眠，有些人的基因決定他一天只睡四至五小時，就已經足支撐一天的工作。但從一些最新的研究看，這類人往往白天會有更多短睡眠。很多事業特別成功的人，其實睡覺時間並不長。我記得曾經有人討論過，很多企業家都很早起，每天只睡四至五小時，但是精神非常好。

在中國古代的相書裡，也有一些描述那些身體基礎特別好的人，認為這些人大貴。其實原理很簡單，別人都扛不住的時候，他們還扛得住，當然就有機會付出更多努力——世界總是公平的。但是，這種人在人群中的比例很小，你我就不要勉強了，還是睡足夠多的時間才對。

什麼叫睡足夠多？很簡單，睡醒之後，大腦是清醒的，不覺得力不從心，不會因為沒有睡飽，連想問題的力量都不夠，更不要說去做更多奮進的事情。

還有一些人，其基因導致他們要睡很長時間，比如九至十小時才夠。如果你恰好是這種人，恭喜，你比大部分人更能享受到睡眠之樂。但這類人最怕由於種種外界的干擾導致睡不夠。我認識很多這樣的人，好像總是睡不飽。

關於睡眠的時間長短，與一樣東西有關：深度睡眠時間。睡眠分成若干個週期，從淺睡眠到深度睡眠，又從深度睡眠到淺睡眠……關於睡眠週期的分法有四分法，也有五分法。大部分研究睡眠的人都會告訴你：「最重要的是把整個週期過完，這是個工作，方法要完整。」

如果你在深度睡眠時，突然被打斷，或者由於種種原因醒來，就會感覺很難受，這叫起床氣。有育兒經驗的父母都知道，小孩子在睡得很香時，如果突然被弄醒，在很長的一段時間內，他都會發脾氣。

我們成人也是這樣，只不過由於理性和教養使然，才會控制住自己的起床氣。因此，有些事情要向嬰兒學習，或向小孩子學習自然而正常的表達自己的情緒。

## 晚睡晚起，未必是個問題

關於睡眠時間有很多討論，有些人說要睡子午覺，甚至有人強調一定要在晚上十一點前入睡。當然，子時（按：晚上十一點至凌晨一點）睡覺是非常重要的。研究中醫或相信中醫的人，都會認同這個觀點。

但有一些研究表明，**什麼時候睡覺並不那麼重要，重要的是睡覺的量**。我覺得睡覺的量一定因人而異，比如，有些晚睡晚起的人，會產生一種「好像一天什麼都還沒做就結束了」的錯覺，因為上午十一點醒，磨磨蹭蹭吃完早午餐，正式開始做事情，差不多已經下午兩點了，到下午六、七點天黑了，就會覺得這一天就這麼過去了。

這種「好像什麼都沒做，一天就已經過去」的感覺特別糟糕，也許從下午六點到晚上十二點有很多的工作時間，也確實做了很多事情，但還是會隱隱覺得自己辜負了時光。

晚睡晚起會使人有一種隱隱的自責，這種自責很傷身體。就像一個屢次戒菸屢次失敗的人，那個傷害就是「我又失敗了，我怎麼變成一個連菸都戒不了的人？」

減肥也一樣，當你透過控制飲食，終於瘦了一點，最後卻忍不住美食的誘惑，又開始放縱，又走上了週而復始的道路。長胖是一回事，自責是另外一回事，那種覺得「我真糟糕」「我對自己的生命太不負責了」的心理暗示，可能對我們的影響更大。

所以到底是不是該在晚上子時睡覺，是不是應該早睡早起，爭議很大。我認為應該因人而異，每個人可以用自己的生理時鐘去體驗。如果你恰好是晚睡晚起的人，請你覺察，那種由於晚睡晚起而產生的自責，才可能是對你的一種傷害。

研究表明，**在睡覺的過程當中，尤其是中午小憩時，時間不要太長**。因為一個睡眠週期通常是九十分鐘，如果你睡三十至七十分鐘，很可能正處在深度睡眠，而你又必須起來的話，就會很累，還要花三十分鐘去恢復精神。所以與其那樣，不如淺嘗輒止，睡一、二十分鐘，稍微休息一下就起來，「小睡怡情，大睡傷身」，已經進入深度睡眠狀態，卻因時間不夠，而沒繼續睡下去，對於我們身體的傷害，其實很嚴重。

## 全然接受並認同自己

綜上所述，睡覺時間的長短，因人而異，以你是否舒服和第二天醒來的整個狀態作為參照指標，不要刻舟求劍，別用所謂的標準睡眠時間來要求自己。

但我的確常聽到一些朋友說：「以前我晚睡晚起，但是自從參加了早起打卡之類的活動以後，早上起來可以做一頓對得起自己的早餐，還可以泡一壺茶，然後從容的展開一天的生活。這種睡覺習慣對於我來說好像也可以。」

一般情況下，早起的人到晚上八、九點就開始睏了，晚上十點差不多就可以睡了。生物週期一旦這樣重新建立起來之後，會產生一種「哇，一天好充實，一天沒有白過」的自我肯定感。這種自我肯定感，給我們每天的睡眠帶來了一種別樣的幸福。

表面上看，這是睡覺時間的問題，但真正的問題是，你是否能全然接受並認同自己。

一位朋友告訴我，自從他堅持早睡早起以後，晚上十點就睡覺，那些經常在晚上跟他聯繫的狐朋狗友消失了，於是他換了一群朋友。這群早睡早起的朋友，似乎都是積極正向的人，願意用自己的努力去管理自己的人，也就是自控能力比較強的人。

物以類聚，人以群分；同聲相應，同氣相求，如果你身邊都是這種對自己生活負責任的人，你也會慢慢的成為把正向情緒分享給周圍的人。相信一個每天早上很從容的吃完早餐，迎著陽光上班，然後晚上早早就寢的人，會有一種肯定感。

當然，我並不是說晚睡晚起不好，而是說對絕大部分人來說，早睡早起比較健康。如果你完全沒有這樣的心理障礙，不受這個限制，那你就「跳出三界外，不在五行中」（按：指超凡脫俗，不受世俗拘束），也不是壞事。

重點不是早睡早起，而是你是否會對自己的狀態安心。對自己的狀態安心的人，會讓旁邊的人覺得舒服，自己也更加舒服。

TIPS

## 我們不是百靈鳥

一九九〇年代，德國一些擁有特殊睡眠習慣的人，和一些天生的貪睡者成立協會，該協會以表示時差的物理學概念「delta-t」命名。他們自稱為「亞正常人群」，他們的目標是說明，所有晚起者與早起者的「正常」睡眠習慣格格不入，而是習慣於自己獨特的亞正常生活。他們的信條是：「我們既不是混子，也不是懶蟲。我們只是睡覺時間有些錯位，還有些人睡得比一般人略長一些」（摘自一九九四年九月九日《法蘭克福評論報》）。

君特・海因里希・沃克公開承認自己是一個貪睡者，他在接受報紙採訪時表示，希望能得到早起者的寬容。早在上小學時，他在睡眠方面就遇到了很大問題。前三節課，他雖然坐在教室裡，但腦子卻總是昏昏沉沉的；到了夜裡，他卻格外清醒，學習效率很高，他是典型的夜貓子。

# 第十一章

# 睡好覺可能治療幾十種疾病

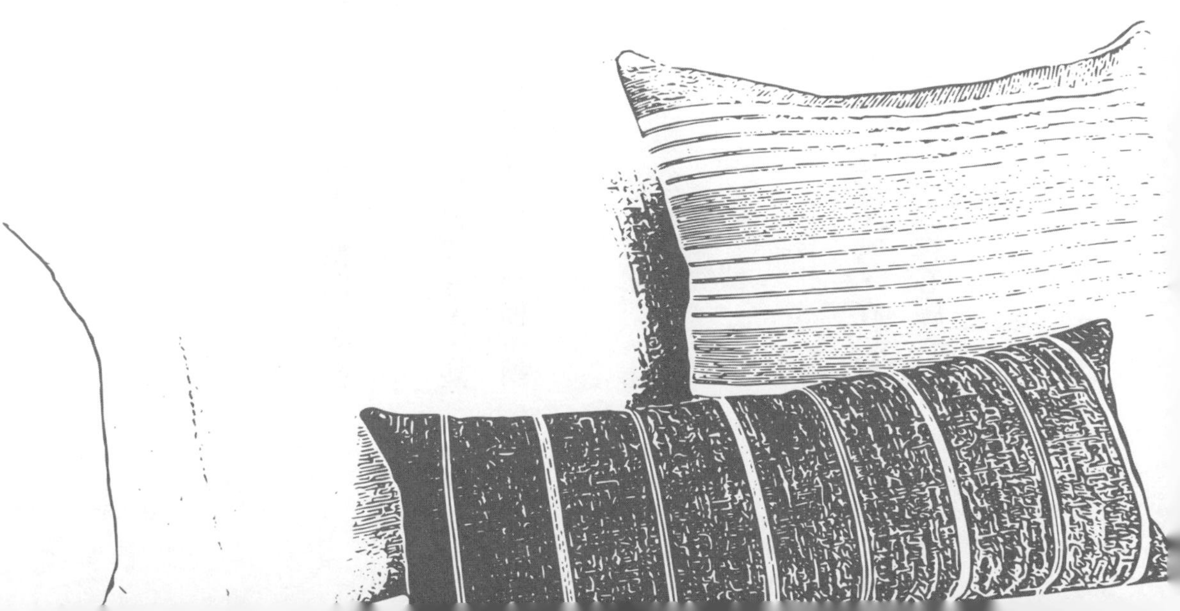

說了那麼多「玄」的，現在我們來說些「硬」的。

睡眠不足或品質太差，除了造成我之前說的那些有點形而上（按：中國之傳統哲學概念，以形體之可見或不可見為分際，可見者為形而下，不可見者為形而上）的狀況，當然也會造成西醫上可以檢測，或說能被量化的問題。所以這一章，我們會討論一點你不樂意看的東西，多少給你一點睡眠壓力，同時成為早早鑽進被窩的動力。

沒睡好就容易生病，這似乎是一個直觀體驗。比如，你如果感冒了，你媽或愛人，甚至主管都會關照你「多喝熱水、多休息」。那麼，少睡容易生病是對的嗎？還是那種所謂自我實現的預言，因為造成了你的擔心，繼而影響了你的健康？

根據實證研究結果，很不幸，這是真的。

## 心血管發病概率提升

我們都有這種經驗：睡得差，或者即使夜深且本人也睏極了，但就是睡不著，在這種情況下，心臟有時跳得特別快。所以就算不用看論文也知道，睡眠差一定會影響心臟。但是影響有多大？還是得看實證研究結論。

第一項研究受試者是女性，結果表明，睡眠少，冠心病的發病風險就會增加。還有一項研究證實，每晚睡少於五小時的人，發生心血管疾病，如中風或心肌梗死的風險，會增加二至三倍，輪班工人因為工作關係，常常晝夜顛倒，所以他們身上也發現類似情況。

這個我們之前就說過，像空姐這種看起來光鮮的職業，對從業者的健康有負面影響。但這些都是工作所需，不得已而為之，那麼借助其他辦法，包括本書介紹的辦法去改善情況，也不失為一種亡羊補牢。

## 免疫力下降

睡眠剝奪（按：即睡眠不足），聽起來是一種慘無人道的殘酷實驗，但居然真的有人做過。當然，是在實驗物件知情並且同意的前提下。實驗找了一些年輕人，測試睡眠剝奪和免疫力之間的關係。

結果，不讓這些年輕人睡好覺，他們的身體就啟動了防禦機制，顯示出身體出現炎症。這些人睡了六小時左右。這個嚴格來說談不上睡眠剝奪，頂多叫部分睡眠剝奪，就是你睡了一會，但不完全夠你所需要的睡眠時間，另一種說法叫睡眠負債。

比如，某人每晚需要七．五小時的睡眠，但實際上只睡了四至六小時，這種情形就是部分睡眠剝奪。一天睡得不夠，大多數人依然會狀態正常或接近正常。但如果持續幾天，問題就會變得明顯。

六小時，這可能是現在許多年輕人的睡眠時長，所以這個實驗很能販賣焦慮，每天睡六小時左右，身體有了警覺了，出現全身炎症反應，並且引起疼痛和酸痛感——這也是個直觀體驗，沒睡好覺，早上腰痠背痛，渾身發麻，這其實是你的整個身體發炎了，它「發言」：老大，如果身體有工會，我早去投訴你了，請給我充分的休息時間，不然我只好罷工，大家來個兩敗俱傷！

而且不只是炎症那麼簡單，沒睡夠，早上不但腰痠背痛，渾身酸懶，還可能導致骨質疏鬆症或免疫出問題。

另外還有個不良反應：失禁。根據美國一項研究的觀察結果，如果你**每晚睡覺不到五小時**，那麼**失禁的可能性會增加接近一倍，尤其是中老年人。**

還有一項研究證明睡眠減少與疫苗效果之間有負相關。受試者連續六個晚只睡四小時，然後立即接種流感疫苗，過了十天一測，比睡得好的人，抗體水準低了一半。

總之，睡不夠就體虛、體弱，這個結論是肯定的。

## 癌症風險增加

日本人針對女性做過一項研究，而且他們的樣本很多，有兩萬多名中老年女性受試，研究者發現，每晚睡六小時或更少的女性，與每晚睡九小時的女性相比，患乳腺癌的風險增加。

還有一項美國人做的研究，有一千多名受試者，結果顯示，比起睡滿七小時以上的人，那些每晚睡眠少於六小時的人，患結腸直腸息肉的風險要高五〇%。

有一項以色列與美國研究機構聯合發表的報告：根據動物實驗，碎片化的睡眠會影響免疫系統，使我們的抗癌能力衰減。該報告的作者認為，在睡眠受到干擾的情況下，對抗癌細胞的巨噬細胞就會叛變，反而幫助癌細胞擴散。報告中給出的建議是：睡前關掉不必要的光源和手機等干擾物，營造一個更好的睡眠環境。

為什麼睡不好會增加患癌概率，現在還有研究者認為，主要由松果體分泌的褪黑素，是聯繫睡眠與癌症的關鍵因素。較短的睡眠導致夜間分泌褪黑素的時間較短，而褪黑素是一種反氧化劑，可以幫 DNA 避免或減少損傷。

對於女性而言，褪黑素還具有延緩雌激素分泌的功能。褪黑素分泌少，那麼雌激素分泌多，雌激素會刺激乳房和卵巢中癌細胞的分裂。所以，熬夜降低褪黑素分泌量，就與增加特定癌症罹患風險。

另外有研究顯示，缺乏褪黑素，與白血病、前列腺癌也有相關性。

## 肥胖

現在許多白領會自嘲，說自己變胖屬於「職業傷害」，當然，一般來說，人壓力越大，越想吃很多東西，特別是油炸的、甜的。壓力和進食之間的關係・我們就不討論了，單從睡眠角度看，這個肥肉的傷害完全不是一個玩笑。

在一天當中，我們的生長激素分泌並不均衡，睡眠時的分泌量多於清醒時。睡眠中分泌也不是均勻的，前半夜睡眠週期裡分泌得比較多。那麼，你在激素分泌最多的時刻不睡覺，或者說睡眠品質低、深度睡眠時間少，就會導致生長激素分泌不足。

生長激素少，基礎代謝就低。不幸的是，人的熱量消耗主要就靠基礎代謝，也就是你清醒著但什麼事情都不幹、乖乖待的代謝，相比起運動造成的消耗，這種基礎代謝消耗才是主要。可想而知，基礎代謝低了，飯又沒少吃，除了變胖，也沒別的結果。

睡太少還會改變身體用來調節食慾的激素分泌水準。具體來說，比較短的睡眠模式，導致了瘦素分泌低。瘦素，名副其實，一方面能讓你沒那麼想吃，降低食慾，另一方面又能抑制脂肪合成。如果你睡得少，就打壓了瘦素，又增加了食慾，可以說是禍不單行。

肥胖與睡眠的另一個間接關聯，在於長期睡不夠會造成生理壓力，繼而導致身體的慢性發炎。面對炎症，身體會開啟保護機制，也就是儲存能量和水。也就是說，睡不夠，你不但肥肉多，還會出現水腫。

## 衰老

在一項由位於瑞典首都斯德哥爾摩，卡羅林斯卡學院所進行的研究中，研究員們分別在志願者享有八小時睡眠和在保持三十一小時清醒後，用相機記錄下他們的狀態。另一組志願者看到這些照片後，會評估每個人看起來健康和富有吸引力的程度。志願者們被剝奪睡眠後拍攝的照片，被認為比較不健康和缺乏吸引力。

有一項更深入的研究揭示，睡眠被剝奪後將導致眼睛變紅、黑眼圈加深、皮膚更為暗沉以及出現更多皺紋。研究事實證明，睡眠不佳的證據，會體現在臉上。

人類的皮膚之所以緊致平滑，原因在於存在膠原蛋白。隨著年齡的增長，我們身體內的膠原蛋白數量逐漸減少，肌膚開始變得鬆弛並出現皺紋。

數晚的低品質睡眠會導致身體產生壓力激素。這種激素會阻礙膠原蛋白的生成，致使皮膚顯得不健康，出現皺紋和黑眼圈。

## 糖尿病風險增加

除了肥胖，統計資料顯示，整整一半的糖尿病患者有睡眠問題，這個比例遠高於一般人群。研究者透過睡眠剝奪實驗，證明了睡不飽，會提升糖尿病患病風險。這種後果，其直接原因是胰島素阻抗。

比喻來說，就是在你吃鳳梨派後，消化吸收，葡萄糖進入血液，這時候你胰臟上的胰島一看「發糖」了，就很亢奮，於是分泌出胰島素。

胰島素能做什麼？它就是胰島打電話給你的肌肉細胞和脂肪細胞，告訴它們上頭發糖了，可以大快朵頤。細胞便張開貪婪的嘴巴，開始吃糖。而胰島素抵抗，就是你的細胞得了厭糖症，不想吃糖了，胰島素打多少通電話都沒用，那頭不接（按：脂肪細胞、肌肉細胞和肝細胞對正常濃度的胰島素反應不足，也就是說，這些細胞需要濃度更高的胰島素才會對胰島素產生反應）。

既然脂肪和肌肉細胞不吃，那麼葡萄糖便囤在血液裡，可是胰腺裡的胰島β細胞一看糖還那麼多，就接著分泌胰島素。所以存在胰島素抵抗的人，血糖和胰島素濃度也高。

而關鍵問題是，細胞不吃糖，也不能等著餓死。所以它吃另一種「垃圾食物」脂肪酸，吃來吃去，那些脂肪酸的渣渣（游離脂肪酸），就跑到血液裡去，而這種東西，正好克制胰島β細胞。長此以往，胰島β細胞喪失了自理能力，不分泌胰島素。

如果胰島素抵抗持續十幾、二十年，那麼這個人得糖尿病——尤其是二型糖尿病——的概率就很大。

而實證研究發現，睡眠剝奪會直接引起某些代謝問題，而這些代謝問題，又會誘發胰島素抵抗，胰島素抵抗持續下去，就會導致糖尿病。這就是從睡眠不足到糖尿病的曲折路線，但這條路確實存在。

當然，這些實證研究比較極端，通常指的是持續好幾天每晚只睡四小時。持續幾天就能造成不好的趨勢，如果一個人每天睡不夠，持續多少年，也導致類似的結果。

說完了肥胖和糖尿病，再補充一句：肥胖除了會增加糖尿病的罹患概率，也會增加睡眠呼吸中止症的風險，所以很多糖尿病患者都同時也有睡眠呼吸中止症。

## 記憶力減退，思維遲鈍

沒睡好覺的一個直觀感受，就是那種渾濁、沉重、潮乎乎（按：形容失意或迷惘）的感覺。其實，在某些方言裡，潮乎的意思就是傻。如果你持續睡不好，就會感覺到這樣一個過程：原本你是下午三點開始腦子潮乎乎，後來就提前到下午兩點，再後來慢慢提前到中午甚至上午十一點。

為什麼？我們在第四章中提過，人在睡著時（不包括快速眼動期），腦細胞之間的縫隙會變大，這樣腦脊液就能流通，沖洗掉裡面的垃圾。

大腦裡面的垃圾，主要是$\beta$類澱粉蛋白，這種東西沉積在大腦內部，沉積在大腦各個不同區域，就會影響相應位置的腦神經細胞發揮它該有的功能，包括記憶、認知、空間感、語言等。而且我們現在發現，$\beta$類澱粉蛋白結成的斑塊，也是阿茲海默症的主要誘發原因。阿茲海默症患者，其$\beta$類澱粉蛋白的堆積，大概從發病前二十年就開始了。

深度睡眠中的一種「洗腦」機制，就是幫你清除這種大腦垃圾。大概在二〇一九年十月，《科學》刊登了一篇美國波士頓大學的重要論文，其中就第一次公開了腦脊液「洗腦」的具體機制，他們還第一次發現了人在進入睡眠後，血液會週期性的大量流出大腦，血液一出去，腦脊液就趁機湧入，沖掉那些類澱粉蛋白。

這個過程完成得越充分，你一覺醒來，就覺得越清爽。

腦脊液的清理作用，其實早在二〇一三年就在白老鼠身上證明過了。但二〇一九年這項研究成果之所以具有重大意義，是因為憑藉更新的技術手段，它距離最終揭示阿茲海默症和睡眠之間的關係又近了一步。

所以，**熬夜會變笨**，熬夜會讓人潮乎一整天，這件事實錘（按：網路流行用語，指事情有了證據）了，**它正式從一個直觀體驗變成科學驗證過的事實**。

## 增加慢性腎臟疾病風險

與糖尿病患者類似，慢性腎臟疾病與睡眠不足之間，也有一條雙向車道。很多慢性腎臟疾病患者有睡眠障礙，這可能不是腎臟疾病本身引起，而是其他併發症或治療手段，例如透析（按：Dialysis，又稱血液淨化，是利用半透膜將小分子和大分子分離的一種技術。在醫學中，透析被用來代替因為腎衰竭而喪失功能的腎，俗稱洗腎）引起的。但睡眠品質低會反過來嚴重降低患者的生活品質，並顯著增加死亡率。

## 睡眠不足引起的沮喪

睡眠不足不僅對身體健康有影響，也影響心理健康。

比如，大約九〇％的憂鬱症患者經常在午夜輾轉難眠或突然驚醒。雙相情感障礙症（按：即躁鬱症）患者的臨床表現為時而極度興奮、躁動不安，時而又會極度抑鬱低落。同樣，這一情緒的紊亂也與睡眠問題相關，躁鬱症患者通常每晚只能睡約三小時，有時甚至好幾天都無法入睡。

**精神分裂症的臨床表現包括出現幻覺、妄想和思維混亂等症狀，這些也與糟糕的睡眠分不開。**有研究表明，大約七〇％的患者遭受不易入睡、睡眠過長或生理時鐘晝夜顛倒等問題的困擾。

## 兒童注意力缺陷

注意力不足過動症（按：attention deficit hyperactivity disorder，簡稱ＡＤＨＤ。特性是難以專注、過度活躍、做事不考慮後果等。此外，還有不合年紀的行為，有注意力缺失的個體，也可能表現出情緒調節困難或執行功能方面的問題）和睡眠問題之間也存在著有趣的關係。

對於兒童而言，睡眠不足不會導致瞌睡，相反會使他們更加活躍。許多研究提供的證據表明，很多被診斷為注意力不足過動症的兒童，往往受到與呼吸相關的睡眠紊亂困擾，俗稱為睡眠呼吸中止症，他們進入深層睡眠的能力處於較低水準。

那麼，關於可能會給你添堵的種種問題，就總結到這裡。接下來，我們回歸形而上，繼續談人生。

# 第十二章

# 睡出更好的自己

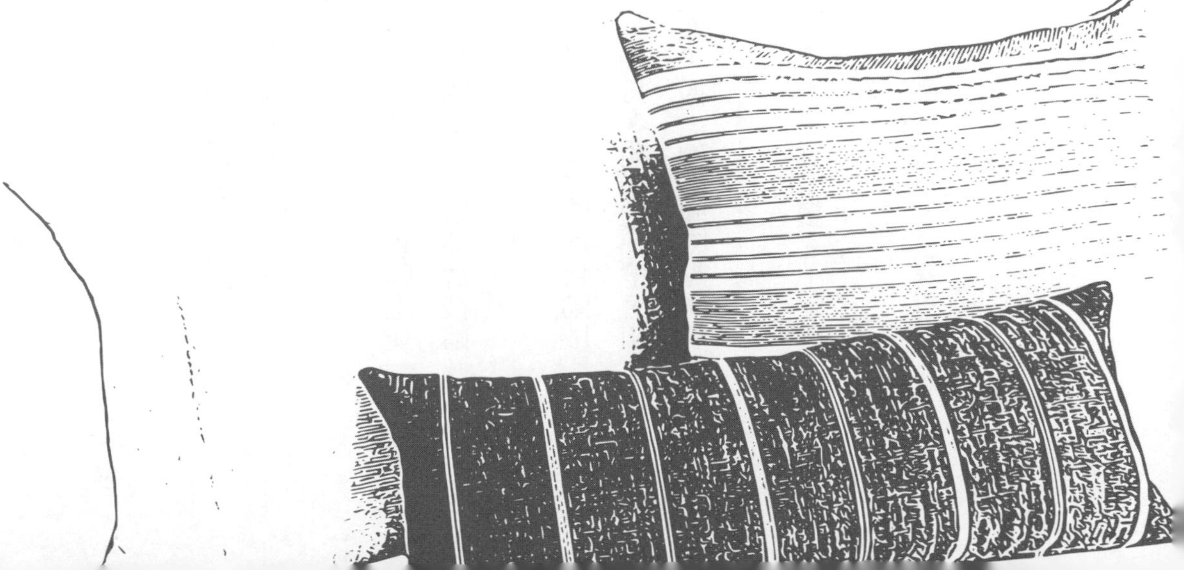

睡覺有兩個功能。

**第一個，是為了記憶而睡。**睡眠分成兩個階段，慢波睡眠與快速動眼睡眠。在慢波睡眠裡，睡眠是為了鞏固記憶，比如以前學完了英語單詞，睡前再背，因經過睡眠的鞏固之後，它就會被編碼進入我們的知識庫，隔天早上會加深記憶。

**第二個，是為了遺忘而睡。**另外一部分睡眠中做的夢，其實是為了遺忘——實際上並沒有真的忘記，我甚至懷疑這個世界上沒有所謂的遺忘，所有經歷過的事情其實都會被儲存下來，只是它被分到一些不太會被調用的地方。

就像我們用電腦時，把常用的應用程式放在桌面，隨時可以打開，甚至開機自動啟動。而有些檔案則放在比較深的地方，平常不打開，也不會損耗我們每次開機的記憶體和算力。因為一個東西如果處在表層，它其實會隱隱的影響你，就像手機，如果同時點開了十幾二十個應用程式，就算你沒看它，其實它也時時在後臺運行。

所以有時候，大腦需要刻意遺忘一些東西，把它從表層移到更深的位置，讓它不至於占用大腦太多的運算。

經過這個重組之後，它會讓大腦空間騰挪得更加自如。如果裝得實在太多，它就會採取一種機制：忘記。

## 排除雜訊，惟精惟一

老子說，人要能做到經常靜一靜，就是「致虛極，守靜篤」，他告訴我們，要把優質的資源集中在優質事物上，不要讓其他的事情干擾生活。他很早就意識到，我們的大腦其實不足以支撐這麼大的訊息量。

在現代，人們身邊有大量的雜訊，這些碎片化的、雜訊式的東西刺激了現代人。我們隨便翻一翻臉書、ＩＧ之類的App，一刷就是一、兩個小時，卻沒有想到它們給大腦造成很嚴重的負擔。而這些負擔，大腦需要花很多時間緩存處理。

另外還有藍光：當眼睛受到藍光刺激，會令中樞神經興奮，所以早上起來的時候，你看看藍天很容易就醒了。晚上睡覺時應該減少藍光、增加黃光，但是很多人在睡前，會一直盯著螢幕，可是螢幕會發出藍光，再加上碎片化的閱讀和看影片，使交感神經變得興奮，導致入睡困難，睡眠品質變差。

這也說明了，為什麼現在九〇後、〇〇後的青少年，都開始出現睡眠問題。而以前的人就算再忙、再累，睡一覺總能精神滿滿，這是因為睡前干擾因素少，沒有電子設備帶來的興奮刺激。

## 想像可能替代經驗

還有一件事：當一個東西變成記憶時，它同時變成經驗——當它深入刻印到我們身體的某些獨特區間時，就變成經驗了，甚至會代替事實。

有一次我去華為，一位主管送一本書給我。他們正在研究腦科學，發現大部分人認知世界的過程是這樣的：先接觸，再學習，然後再鍛鍊，之後強化鍛鍊，讓它進入大腦深層，最後變成已經體驗過的真實經驗。

這樣，下一次你面對類似情況時，就會有處理的能力，就是說從學到習，到最後是認知，然後變成能力。學、習、認知、能力，是這樣的一個過程。

但是如果你有辦法，經過很少的鍛鍊，或者甚至不鍛鍊，僅透過在大腦中的深度想像，你也可能跳過鍛鍊過程，直接從學習變成經驗和認知。若你學的東西是一個沒有發生過的事情，但是你反覆強化，最後你可能也會認為，它是你經驗的一部分。

我記得我念大學時，一篇英語課文就講，一位老醫生和一位年輕醫生最大區別是什麼？意外還是一樣的發生，第一次是這樣，後來也還是這樣。老醫生面對這種事情，比較鎮定，不會特別慌。

再比如，我剛開始做演講，如果沒想清楚我要說什麼，上臺之前就很緊張，但是因為演講多年，也發生過那種不知道講什麼事，結果上臺之後效果還挺不錯。

有幾次這種經驗後，我現在絕大多數時候，上臺前都不知道講什麼，只有站到臺上才知道。甚至有些時候已經準備好內容，結果一到現場，發現氛圍跟我想講的東西不太一致，就臨時改了，效果也挺好。

有了若干次不準備卻講得好的經驗之後，你下次不準備時就不會慌。不會慌的背後，其實就是一種認知或經驗，就是「沒事」。明明你沒準備，但是覺得沒事，就不慌了。這一類事情會發生在幾乎每一個領域。

所以，我們是有可能經由很少甚至是不經過身體訓練，僅僅是在大腦裡面透過想像，來完成對一件事情的認知，並變成理解。

我有一個同學，她跟別人講，班上有個人曾偷了校長辦公室的花盆，偷完之後受到校長懲罰，她覺得特別好笑，跟她老公講過好幾次。結果，後來有了微信，同學們都加了群組，全班同學都說當時那個人就是妳，她不承認，可是全班同學都記得是她做的，都過了那麼多年了，也沒有撒謊的道理，何況全班同學眾口一詞，也沒有串通過，全部都說那就是妳，學校還通報批評過。

她完全忘記了，如果去做測謊實驗，她一定會順利通過，因為她整個身體指標，都是反應為堅信那個事實。

放在人類集體無意識裡更是如此。我們對於世界史、中國史以及很多歷史事件，基本上沒有辦法確認是不是真實。歷史在很大程度上是我們想像的結果。所以有句話說：「哪有歷史？一切歷史都是當代史。」

## 信念可以成為現實

我因此開始研究大腦怎麼工作，後來發現，很多人可能藉由催眠達到一種認知上的平移、改變。我同事曾參加一個課程，課上他拿著一個洋蔥，老師催眠他以後，說：「你現在吃的是蘋果。」他咬了一口，發現這蘋果很好吃，很香。但被喚醒之後，他一看那是個洋蔥，馬上全身起了吃生洋蔥的反應。然後再進入催眠狀態，他又繼續吃「蘋果」，身體全是吃蘋果的反應。

在古印度有這樣的一門藝術，有些人被深度催眠，深信自己不會被燙到，然後他就把手伸到油鍋裡面，把銅錢拿出來。當然也有人說是因為他們手上塗了某種藥，或者運用了其他手段，要麼乾脆就是結合了催眠和魔術的一種幻術。

但不可否認，我們每個人都有關於自己童年想像的經歷。兒童教育心理學家告訴我們：小孩子在三至五歲，特別喜歡說謊，說自己在學校裡多麼優秀、成績特別好。當父母發現不是他說的那樣，便認為孩子說謊。

其實父母不了解，這個階段的孩子很難區分想像和回憶，他在講這件事情時，不是想騙你，只是想像自己成為這個樣子。他講出來之後，覺得自己就是這樣。

我也有過類似的體會，曾經把自己想像成一個很優秀的人。比如，我曾常年跟別人講，我做了十二年的數學課代表，從小學一年級一直到高三，以至於在很長一段時間裡，我都堅信這一點。

後來有一天我安靜下來，對這件事起了疑心，於是問好幾個同學，結果他們說其實不是，我就是高三這一年做了數學課代表，小學也做過，但中間很長時間都不是。

我說不可能，這對我來說簡直是人生顛覆。不過他們又補充，因為那個時候我在做學習委員，可能也兼做一部分數學課代表的工作，但的確不是數學課代表。

但在我的印象裡，認定自己做了整整十二年數學課代表。所以就算我以文科生的身分考上大學，我仍然堅信也是讀理科的料。因發生這個事情，我發現原來人可以透過自我暗示和自我催眠，讓自己成為想像中的人。

我的老師蔡志忠跟我說，他學橋牌，學了幾個月就開始代表臺灣參賽，還經常和中國圍棋國手聶衛平老師組隊，去打橋牌冠軍賽。蔡老師有一整個櫃子的亞洲冠軍杯、亞洲錦標賽之類的獎盃。我問他怎麼能做到，他說絕大部分人都不會想像自己拿到獎牌的樣子，包括心情和狀態。為什麼有些人會經常拿？因為你如果很努力的拿過一次，再拿第二次其實就容易了，因為你的心裡已經有了拿過冠軍的經驗。

所以為什麼說中小學老師，最好是好學校畢業呢？因為他會有意無意的告訴你，讀清華大學、北京大學太簡單。你天天見到的老師，名校畢業，就在你身邊，就是這個普普通通的樣子。但是如果一個老師可能畢業於普通大學，在他的言語和暗示當中，就傳遞能考上北京的學校就很不錯了。所以一個孩子可能就是因為老師這樣講，他這一輩子就認為自己能考到北京的學校就相當不錯了。

當然，不管是不是名校，我沒有孰高孰低的評價，只是從這件事來舉例。

在人類歷史上還有一個很有意思的現象：在相當長一段時間裡，百米賽跑中，都沒有運動員能跑進十秒，然而當出現了第一個跑進十秒的人之後，幾乎每年奧運會都有人可以跑進十秒了。人類的體能會突然一下就提高嗎？不會，只是因為在很長一段時間裡人類集體認為，人不可能百米跑進十秒。一旦達到，一旦相信，就可以突破。

在資本界也是這樣。當年百度上市時，我記得特別清楚，那年谷歌（Google）賬上有八十億美元現金，而同一年百度、新浪、搜狐、網易這四家公司的市值總和都不到八十億美元。而現在，中國最大的叫車公司滴滴估值都已經超五百億美元，資訊平臺今日頭條是一千億了美元。

再說一個跟所有人最相關的事情，也就是房價。我們小時候覺得一套房子幾千元乃至一萬多元錢一平方公尺，市中心一套房子至少一百萬元。當時就覺得天哪，怎麼辦？這一輩子每個月掙這麼點錢，一輩子都賺不夠一百萬元。現在看看呢？

所以當大家不相信一件事的時候，它就不會發生。但是隨著你看到並相信這件事情，你很容易就接受，這件事情也格外容易發生。

## 相信能做到，就更可能做到

我講這些事，是想反覆說明一件事情：我們大腦的認知機制，使得我們相信這件事情之後，它發生的概率比我們不相信時要大得多，而相信可以透過兩種途徑達成：一種是實際發生過，另一種就是透過足夠深入的想像。

那麼，如何讓我們在不經歷這個事情，在想像裡完成體驗？

我們大腦平常有封閉機制，它會定義真實和虛擬之間的區別。它認為真實發生的事情可信，沒有真實發生的事情不可信。但其實它有漏洞。重點不在於是否真實發生過，而是你是不是真的相信。真的相信以後，不論一件事有沒有真實發生，我們的身體反應、情緒反應都是一視同仁的。

那麼，這件事對我有何意義？蔡老師幫我開啟了一個智慧，他說只要你相信可以做到，那做得到的概率就會大很多。倒不是拍胸脯保證肯定能做到，但你剛開始僅僅因為相信，就能增加做到的概率，真的做到以後，就會強化這種相信並且越來越強。所以拿了一個冠軍就會拿第二個，拿到第二個就更容易拿到第三個，就更可能拿到十個冠軍。

疾病也是一樣的。有很多人拿到化驗單，上面說他胃裡或肝上長了一個小東西，還沒說具體什麼問題，人卻馬上表現出恐懼和擔憂。

前兩天我看了一個資料，說現在特定白血病的治癒率很高。北京大學曾經有個學霸，他很年輕得了白血病，而當時基利克膜衣錠（按：治療慢性骨髓性白血病，胃腸道基質腫瘤等癌症的第一代標靶藥物）剛好在美國上市，所以他很早就開始吃，現在十幾年過去了，各項指標還很正常。他還組織了一個巨大的資源分享團，支持其他人對抗白血病。

我還認識一個人，以前我在脫口秀節目《國學堂》採訪某位老師，他得了肝癌，後來身體好轉了，最後死於感冒。死後查他的身體組織，看肝臟還有沒有癌細胞，結果肝是全身上下所有臟器裡最健康的。

所以，就是人們對癌症的認知強化它的惡劣後果，強化到必死無疑的程度。尤其是白血病。有人統計過，韓劇中大概有兩千多個主人公死於白血病，形成了強大的負面暗示。

## 做自己意識的主人，能取捨，能抽身

我想說的是，如何在催眠或睡眠過程中，重塑自己的意識，抹去自己曾經一些不好的經驗、認知，或者是把它們放到更深的位置，並把一些好的、能讓自己更積極樂觀的情緒和意識，塑造成為我們意識的主要架構。這些事情，不一定僅能在睡眠當中完成。

我採訪過著名的睡眠專家、催眠專家，任職美國史丹佛大學的史蒂芬．紀立根博士（Stephen Gilligan）。他的老師米爾頓．艾瑞克森（Milton Erickson）也是催眠界的泰斗。紀立根博士在這個行業工作多年。

他說催眠可以分成若干個階段，第一個階段是讓你完全睡過去。第二個階段是讓你相信某些其他的東西，在短時間之內出現行為偏差。第三個階段是潛移默化的催眠，在你還沒有意識到發生催眠，就已經完全接受了。

一個人應決定自己應該擁有什麼樣的意識，甚至超乎此，人應知道什麼時候該從意識的凡理中抽離。也就是說，知道這些東西都是可裝卸的，放得進去，也拿得出來，你可以在一剎那，從這一套意識編碼裡抽身而出，然後像一個清醒的人，看別人睡覺和做夢。

這時，你就不會再被那些由場景語境和在這個話術與催眠體系裡，所構造的夢幻泡影的所傷害，於是你開始形成某種情緒的獨立性。進而，你既可以入戲很深，讓自己完全沉浸在這個體系當中，又可以很快出戲，瞬間抽離，「旁觀」自己以前是如何受到這樣一個催眠體系的影響，以及導致了什麼情緒反應。我們的情緒反應，不過是這樣一個體現。

## 整個人生，皆是不同程度的睡眠

我這幾年一直在做一個很有意義的實驗，叫「枕著《論語》，睡出更好的自己」。還有「枕著《莊子》，提升我們的靈魂版本」，這個實驗在做什麼？當然認同這些內容的朋友，應該正在聽或聽過這個課程。

我講得也很真誠，甚至我講的過程也是一次自我催眠。我以前不喜歡《論語》，不喜歡孔子，更偏愛《莊子》。我講一年的《論語》後，忽然覺得自己變成一個有點責任心的人，當我放縱自己時，會有一點點些微的自責——雖然只有一點點。

我每次講《論語》就覺得在打臉，裡面的每句話都是批評自己。但就算這樣，講來講去講了一年，仍然會發現自己成了一個更負責任的人。

那麼睡眠呢？其實我們各種狀態，只是不同程度的睡眠，我們現在醒著，其實也在另外一場夢裡面。伊隆·馬斯克說，他堅定的認為，根據人類歷史的發展軌跡來判斷，很可能我們是處在一個培養皿裡、另外一個維度的生命。

他們做了一個實驗，讓我們像遊戲角色一樣，擁有了一點自以為擁有的判斷力。你怎麼知道未來他們就不會開發一款遊戲，遊戲裡的角色會根據演算法產生一些獨立的情緒和反應？遊戲角色有表情、有動作，更可根據遊戲場景做出反應。而我們只要睡覺，看看到了明天早上遊戲角色會練到什麼程度。但你怎麼知道我們現在不是另外一個層面上的遊戲角色？

如果把睡眠分成不同層次，再看每晚躺在床上的這段睡眠，那你就可以認為它是若干層睡眠中的一層。而且你有可能在睡眠中夢見自己睡著。這個我經歷過。有一天，我太累了，睡著以後夢到自己在睡，陷入了更深的睡眠，然後在夢裡面又醒了。

有朋友說，電影《全面啟動》展現出來的，其實是一些人的實驗或設想，就是我們完全可以透過意識，植入、上傳和下載完成對世界的認知。

以前只是電影，最近伊隆·馬斯克已經公布了腦機介面的初步成果，在動物實驗中獲得了很高的成功率。還有《自然》雜誌上也發表一篇論文，顯示出讀取一些癲癇患者的腦波，已經可以成功解讀七〇%英語單字了。可惜英國著名理論物理學家霍金走得太早，如果他仍活著，說不定可以更加自由的表達想法。

## 理想的老年，應該決定你現在怎麼活

現在，我們已經能較清楚的看到：大腦如何認知世界，並且形成我們認為的今天的真實，這件事情其實可以置換。你可以沒經歷過某事，但卻可以真正的體驗過。即使未來還沒發生，你也可以透過想像先產生體驗，比如先體會做冠軍的快樂，再去成為冠軍。這就是《金剛經》講的「過去之心不可得，現在之心不可得，未來之心不可得」。

我們一直都覺得要先有了經驗，再產生認知，或者先有體驗，再產生認知。我認識一些聰明人卻不會這樣，他們先產生結果，在心裡把這結果想清楚了，再一步步倒推。

蔡老師舉了一個例子，他說其實我們每個人都有這個能力，比如，你要搭十一點三十分的飛機，你一定會在十點三十分左右，最晚十點四十五分就到機場；如果從你家開車要一小時，一定要在九點三十分出門，那麼你肯定會在九點三十分前洗漱完畢。為什麼你在九點十分開始做這件事情，而且做得還不錯？因為你知道十一點三十分飛機要起飛，而且過往的經驗都告訴你需要這麼長時間，所以你就完全按照這個流程走。

那麼問題就來了：我們大部分人從來不去想自己要過什麼樣的生活，比如每個人都會死，應該多少會有一個墓誌銘，哪怕是用在微博上看的一句話或者微信上的一句話也可以。但是大部分人從來不去想這件事情，也不由這個理想中的墓誌銘去倒推。

若能壽終正寢，那麼你會先經歷老。查理．蒙格說：「優雅的、不受屈辱的老去，是你這一輩子做所有正確的事情的總和，所有正確和不正確的事情最後有個結餘。」

如果你有盈餘，就是好的老年，而各種虧損，其實就是一生中種種原因的結果：該努力賺錢時，不努力賺錢；該學習時，不學習；該鍛鍊身體時，你不鍛鍊身體等。

因為人一定會老，這個結果是確定的，那麼我們就想該怎麼老。

有了這個想像之後，你再去倒推現在的行為，所以一個好的人生，可以是想像的結果，想像和夢對我們的大腦來說是一樣的，尤其大腦在放鬆時。有些人甚至覺得夢裡的經驗更真實，對我們的情緒影響更大。

## 夢境與真實，沒有森嚴壁壘

我有一個朋友早上醒來，莫名其妙被老婆打耳光，他問：「妳為什麼打我？」他老婆說：「昨晚在夢裡面你對我不好，氣死我了。」

雖然我們聽起來覺得很好笑，但我很理解他老婆的憤怒是真實的。我們在夢裡的憤怒、悲傷，往往比現實生活中更加真實。

我還有一個朋友，他母親過世時沒有那麼悲傷，但他夢見母親時哭得很傷心。因為我們在現實生活中有理智，會有種種意識雜訊控制住我們的情緒，但是在夢裡情緒會被釋放出來，所以你都很難說到底夢裡的你是真的，還是在現實生活中的你是真的。

如果**就情緒的真實性而言，可能夢裡面的你更真實**。所以我們在白天和晚上，尤其是睡夢中，比如$\theta$波為優勢腦波（按：所有腦波都同時存在，只不過強弱不同，通常在某種腦波特別強勢時，就稱為優勢腦波）時，對外界資訊呈現高度受暗示狀態。

不管你是夢到的事件，或者正好這個時候外部原因讓你產生了這個夢，都很容易變成你「真實」的回憶和認知，這個「真實」要打引號，因為實際上並沒有真實。只是你相信了，你全身自主神經系統跟這個認知匹配，你認為它就是真的，於是這個「真實」的事情就會發生。

我們大腦很容易就被繞過。有一天，有個老師跟我說：「待會兒我跟你說幾句話後，你的手會張開。」我不相信，當時也有其他幾個人在場都在看。結果過了一會兒，收不住，手就張開了。其實他是靠重複、加強暗示，如果在睡眠時重複、強化暗示，尤其是跟音樂、情緒這類東西相關聯時，被植入的認知就會變得很真實。

傳說美國心理學家馬丁．加納德（Martin Gardner）做過一個實驗，一個死囚犯蒙著雙眼，被綁在床上，身上放了探測體溫、血壓、心電、腦電的儀器。法官來到床邊宣布對他執行死刑，牧師也祝福他的靈魂早日升入天堂。

這時，他被告知將被放血致死。隨著法官的一聲令下，早已準備好的助手走上前去，用小木片在他的手腕上劃了一下，接著把事先準備好的一個水龍頭打開，向床下一個銅盆中滴水，發出滴滴聲。伴隨著由快到慢的滴水節奏，死囚心裡產生了極大的恐懼感，他感到自己的血正在一點點流失。

各種探測儀器如實的把死囚的各種變化記錄下來：囚犯出現典型的「失血」症狀；最後，那個死囚昏了過去。雖說這個實驗廣為傳播，但很可能是不存在的。不過，「人可能被嚇死」，這一點是毫無疑問的。

美國生理學家、哈佛醫學院榮譽退休教授坎農（Walter Bradford Cannon）曾提出「伏都教死亡」（Voodoo Death）的概念，就是由心理暗示和情緒衝擊引起的死亡，不等於單純的被嚇死，而是一個人完全感覺自己處於被暗示的狀態中，比如喝了毒藥（其實無毒），他完全相信自己喝了毒藥並且生理上有相對應的反應，甚至導致死亡。

## 人生大戲，可以預演

所以「睡出更好的自己」，本質上是什麼？就是你想成為這樣一個人，你認為這樣的人更好。例如，你想成為更善良的人，甚至想改變自己的樣貌，都是可以想像出來的。

你會看到好的演員，通常有兩種入戲方法：一種是叫模仿法，這個比較常規；另一種叫內生法，就像被上身一樣。有些演員總用後一種方法來演，完全想像自己是另一個人，完全把自己帶進角色了，所以長得不像但是演得神似。但這樣的話，就很「傷」。

這種演員很敬業，但如果演完這個戲，但不及時出戲，就會成問題。他曾經堅信自己就是那個人，因為只有堅信，才能自然而然的做出那個人的表情和反應。那其實不是演，而是自然流露出來的。真正的好演員，是把要扮演的角色狀態裝到自己的意識深處，在無意識的表演過程中，自然而然流露出來。他，完全就是那個人。

還有一個例子：有一個德國人叫沃爾夫岡．菲舍爾（Wolfgang Beltracchi），他爸爸是一個畫家，沃爾夫岡小時候也學油畫。後來他就開始模仿高更、塞尚這些人的畫。他的做法是找一些高更、塞尚同時期的畫布，還用那個時期的方法自製顏料。

比如他要畫某個畫家在三十歲左右的作品，他可以透過傳記知道這個人當時生活在某個村莊，經常徘徊在某條河邊，那麼沃爾夫岡就真的會在那裡站著，體會這位畫家當時的狀態。然後他不是模仿這位畫家以前的畫，而是重新創作一幅，但是連最專業的藝術鑑賞家都認為那是真跡。後來他因為一個細節敗露，而被逮捕。

他說大概九五％的畫已經流入各大收藏家和拍賣行，永遠沒人知道是不是真的，再過一百年，大家認為他的作畫就是高更、塞尚的作品。你認為是真的，他也認為是，專家也這麼想，拍賣過好幾次，每次拍賣紀錄也佐證了它們的真實性，那它們就是真的了。

## 每天睡前，清空雜念，設想完滿

每天睡覺前有意識的清空掉今天不開心的事情。清空的方法要利用圖像思維，想像一個大型的電腦桌面，這個不愉快畫面正在播放，你按一下右鍵，選擇刪除，那個畫面「啾」一聲就縮進了垃圾桶裡。你需要去想像這個情景。

日本企業家稻盛和夫說，他每天晚上睡覺之前要打坐（禪定），就是把這些東西刪除掉。這個叫睡身體之前先睡心、睡腦。先把意識清空再去睡，否則，你的大腦就像一臺待機的手機，後臺依然有許多應用程式在運作，大量消耗算力和電池。你理解這個狀態嗎？所以睡覺之前，要做一些有儀式感的觀想。

因為我們現在已經太相信用電腦刪除檔案這個意象，對我們來說，因為重複太多次，所以它可以對大腦產生作用。

我的刪除方法就是把不高興的事、不願多想的事，右鍵一點，讓它縮到垃圾桶裡去，那個畫面很完整的。就這麼刪到最後，就會彈出一些比較美好的想像，不需要真實發生過，但都是你特別希望發生的事情。

這件事情我做了很多遍，比如我工作的院子，完全是我想像出來的結果。沒有設計師，我就站在這裡，對承包商說要鋪這樣的地毯、那種灰磚。

他說：「這怎麼可能會好看？」

我說：「就這樣，你讓大家這麼做，出事我負責。」有的時候做出來，我覺得這個樣子不對，重換一個。

他說：「那多浪費，你為什麼不早弄清楚？」

我說：「我現在才知道。」——總之不管建造過程怎麼樣，結果是整個庭院所有的細節，包括光線，都是我每天晚上睡覺之前就想好的。

我當時甚至想到人們走進來，看見我這個房子時的表情。還想到站在這個院子裡面，聞到的淡淡木香，感受到陽光穿過塵埃，照到地面的光斑，聽到的雨水敲打的聲音。

這就跟《全面啟動》裡面築夢師做的事情一樣。她搭一個模型，要有街道的每個細節，如果搭得不好，比如這條地毯沒搭好，人家就很容易發現這是個假夢。我的私人空間「自在喜舍」其實就有不完備的地方，有些細節是臨時在現場加的。

我建議，每天睡覺前，想一遍自己特別想成為的那個人的樣子。這件事情我已經做了很多年。現在我向大家補充介紹一個方法，就是先刪除掉你不願去想的事。也不是說什麼都不要想，畢竟人很難做到什麼都不想，除非是對人生徹底絕望的人。你絕望到一定程度，加上年齡大、激素減少，就很容易進入空境。因為已經沒什麼好想的了，覺得一切都沒意思。

如果你做不到不想，而你又不願去想某些東西，最好的方法就是專心去想一件你特別願意想的事情，因為只有做你最想做的事才不累。你有什麼特別想要的狀態嗎？那你為什麼還沒有實現？「事有不成必有所懼」，你在害怕什麼呢？

TIPS

## 先打呼嚕後睡覺

我們的身體是一個很複雜的全息接受系統。有一個有趣的說法，人腦是從爬行動物大腦進化而來的，所以保留了一部分爬行動物的應激反應，肌肉放鬆時，大腦會覺得在墜落，這時會自發的輕微電擊一下，看看肢體是否會響應。所以有時候我們睡得很熟時，手會突然抽動一下然後驚醒。

我還有一個自己發現的入睡法門。

我睡覺有時會打呼嚕，某次實在睡不著時，突然悟出一個很好的方法，這是我的祕密發現，之前從未講過，在這裡首次公開：還沒睡著之前，自己就先打呼嚕，打兩個就睡著了。讓大腦覺得你該睡了，不然怎麼打呼嚕呢？然後就睡著了。

## 對人生的預演，越具體越好

我們的大腦其實是什麼？藉由上述例子可以看出，大腦是一個全息的匯總機制，你可能透過聲音、動作、味道和想像，透過對於情緒的一些觀想，以及透過溫度，甚至某一個音符……這些東西可以錨定某種身體和意識的狀態，我們稱之為「意識錨定」。一旦建立起錨定，如果關聯得很多元化，就會產生非常逼真的感覺。我們現在看 3D 電影就覺得很逼真了，如果是 4D，加上噴水之類的呢？

有一次我在香港看科幻片《一級玩家》，看的就是4D版，椅子會配合劇情震動，看完腦袋直暈。這只是視覺、聽覺加抖動，你大腦就進入那種狀態了，如果再加上氣味呢？如果你眼睛、耳朵、鼻子、舌頭……全都感覺很逼真，你就會認為這是真實的。西方諺語說，如果有個動物，看起來像鴨子，走路像鴨子，叫得像鴨子，下的是鴨蛋，那它就是隻鴨子，對吧？儘管它可能是只塑膠鴨子。

我舉這個例子，是要說明當我們不光靠想像，而且在想的時候配合其他情境，比如你在半夢半醒間想自己減肥成功的樣子，同時聞到一股佛手柑的清香，加一點點的陳皮的味道，還伴隨著一種音樂，甚至還有味覺的配合——嘴裡含著一塊零食。如果能再加強想像，例如，當時你穿某一款睡衣……時間長了，大腦便認為這件事情已經發生。基於大腦的運作機制，只要一具備其中的三、五個條件，那麼，其他條件就會自動補上。

因為它們是同時「打包」湧現出來的，若干個條件，色、聲、香、味、觸、法，這些元素，其實互相成了條件反射的激發源，同時湧向大腦，形成了一個綜合的印象，產生真實的感覺。

剛開始的時候，元素準備得越齊備越好，到後來抽掉幾個元素，大腦也會接受，因為大腦演算法一看，這幾個差不多都是「熟人」，那其他的可能也是，就放進來吧。所以真正的催眠是全息催眠，不僅僅是觀想，在古代密宗，叫「身口意」。想著那個樣子，同時手上有一個特定動作來強化身體記憶，口裡面還唸著咒語。咒語包括了它帶來的口腔震動和耳朵聽到的感覺。如果再點著一支香，時間長了，就會真的進入禪境。

以前拍電視劇跟現在不同。現在電視劇幾天就拍完了，還有很多替身。以前拍電視劇很認真，把演員們關起來拍。八十七版《紅樓夢》是個典型的集體催眠。《紅樓夢》原著裡面，一群小孩十幾歲就開始談戀愛，整個《紅樓夢》電視劇就是那麼一群小孩演的。

王扶林先生是一個非常負責任的導演，讓這些孩子全部生活在一個相似的情境裡面。不像現在都是拿電影棚搭的景，他正經的修實景，演員們天天穿著古代的戲服，天天讀古書，天天在這裡打情罵俏。就這麼過了段時間，主子就成了主子，奴才就成了奴才，黛玉就成了黛玉，寶玉就成了寶玉，熙鳳也就成了熙鳳。

你會看到，後來他們很多演員其實沒有完成切割、脫離角色狀態，拍完戲之後沒有完成一個精神洗禮，劇組一沒就散了。散了之後各自帶著幾年所形成的全息印象，投入各自的紅塵，回到自己的生活圈子裡面去了。這些記憶，這些他們沒有明確認知到的情緒反應，就會變成他們在現實生活中，種種無意識行為的根源。

我們很多童年記憶也是一樣。對於我來說，我將來很大概率還是會去一個類似公寓的地方，樓上、樓下大家都很熟，遠處是飯堂，這邊就是籃球場。因為我在一個大院裡長大，但不是在北京的那些大院，而是小城市的大院。

我相信有一天你老了之後，終將會回到那個童年狀態，因為它構成了我們的「相信」。哈拉瑞在《人類大歷史》裡說，一群人之所以能凝聚在一起，是因為有共同的語言和信仰，也就是共同的故事線。

一個公司也是一樣的，馬雲在阿里巴巴做了一件事情：營造一種俠客的氛圍。他讓員工從自己的現實世界裡面抽離出來。進入阿里巴巴，不按照在現實世界的生活方式去生活了，所以他給每個人取了花名，這是他企業文化建設的重要部分。當你在組織裡面的時候，就不再是你個人，而是變成那個體系裡面的一個人。這就是為什麼阿里巴巴做到這麼大，仍然有強大的戰鬥力和集中力。騰訊有騰訊的企業文化，阿里巴巴有阿里巴巴的企業文化，我以前工作過的鳳凰衛視和百度也都有自己的企業文化。當然，後來因為我融入不了百度的企業文化，就從百度出來了。

我感覺，我們應該透過一系列有意識的重塑，讓自己補上年輕時沒學完整的一課。大部分的人在童年時，由於種種原因，比如父母不懂，周遭環境也可能有這樣那樣的缺陷，總之大部分的人都帶著一個「傷殘」的童年記憶長大。

比如，大部分人都堅信自己不會寫毛筆字，因為小的時候就沒認真寫過，都不知道怎麼用筆。但其實只要你堅持八十一天睡前抄經，都不用八十一天，二十一天你就會看見字寫得很好了，為什麼呢？

因為當你長大後，很容易控制自己的身體了。而小時候完全沒有動力寫毛筆字，覺得沒有意義。現在你的動力很強，你就是要寫一手漂亮的小楷，覺得寫好字很高級，也不像別的愛好那麼貴。

如果一個成年人現在有動力、學習方法，又能堅持，二十一天後，大部分人都能寫出相對規範、漂亮的小楷，八十一天之後字就非常漂亮了。所以我們大部分人一輩子都活在一個想像當中，就是「我不可能把毛筆字寫好，因為小的時候就沒寫好」，其實根本不需要這個想像。

同樣的道理，我們小時候有很多類似的場景，都是沒有補足的。但是我們現在長大了，當我們開始了解知識，重新認識這些事情後，完全可以重塑自己的童年，補足小時候沒有受到的良好教育，或重新解釋之前的經驗。有句話說，有些人要用童年治療一輩子，有些人要用一輩子來治療童年。

對於絕大部分人來說，要用一輩子來治療童年。我經過了深刻的反省，現在把自己的故事分享給大家，就是給大家當參考，看我如何做睡前建設。

在很長的一段時間裡，我恐懼學醫，覺得學中醫很困難——整個醫學都很難。而且我們現在要開醫館，很注重臨床療效。

事實上，我認識的好多中醫療效都很好，道理很簡單，你療效不好就沒人找你，沒人找你你就沒錢。所以真正在民營醫院裡的中醫醫生，非常專注於醫術。因為只要醫術提高了，他收入就會高。所以，我很嚴肅、認真的對待怎麼才能治好病。但是我覺得這個事情對我而言，總是難以解決。

有一段時間我在想，如果我成為一個自己理想中的好醫生，會怎麼樣？我覺得起碼應該有三個基礎條件。

一，要有比較好的西醫學基礎：解剖、生理，哪怕沒系統學習過，至少我在朝這個方向學習，並且堅持終身學習。原則上，只要你努力學、願意學，連怎麼製造原子彈都可以學會。所以第一要有足夠好的西醫常識。

第二，要充分的了解醫學正在發生的最新進展。

第三，要有中醫的精神。甚至包括能把小楷寫好，在一張好宣紙上，把處方寫得很漂亮，就像故宮裡那些處方一樣。這不是我的需要，而是很多患者會覺得這個很重要。所以你去看醫生，他很了解你的病情，也知道你正在發生什麼事情，摸完脈，最後寫一手漂亮的小楷毛筆字開處方，這完全符合患者對一個好中醫的期待。這時候患者就會更依從醫生，你開三天藥，他堅持吃三天。如果依從性不高，你開了藥他只吃一頓，後來忙起來就忘了，過兩天想起來再吃一頓，最後說你這藥沒效果，他再也不看中醫了。對照下來，前者顯然好一點，依從性對保證療效很重要。

我按照以上三個基礎條件去想，有這個想法之後，平常每晚就會想自己已經擁有了醫學常識的樣子；想像自己已經了解了幹細胞、腦機介面等知識，甚至是跟世界最頂級這些專家交流之後，跟他們分享、交流的狀態；想自己會注射、會開方的樣子。

甚至，臨床上碰到問題，我會去想如果換作我過世的兩位老師——李可老師和鄧鐵濤老師，他們會怎麼講，怎麼辨這個證？然後再去看記錄他們以前醫案的書。書裡的醫案和我碰到的可能不一樣，但有類比性，我就會想像他們會怎麼跟我講。

我在老師過世以後，在臨睡前讓他們重新給我上課。老師不用在你面前，就可以給你上課。老師上課，目的不在於教你知識，而在於讓你確信，你有特別偉大的老師來傳授和加持。他的知識本來不就在書裡面了嗎？每個人都可以看，那憑什麼我拜完師之後，跟別人沒拜師的有差別？

我曾觀察在老師身邊認真待過的人。相比於只看過書的人，他們雖然腦子裡的知識一致，但看東西還是有區別。最大區別就是你看見老師這樣治、這樣說話，把人治好，那些人又回來感謝他，然後他又是怎麼處理的，而且你還看到老師很多普通人的一面……這些場景，會給你信心，讓你相信你有一天也可能成為這樣的人。

還有某一種的決定，你決定，或者你產生了一個願望：我有一天要成為這樣的人。然後，你就強化了「信、解、行、證」，也就是相信、了解、行動、證實，慢慢的，你就會朝這個方向走。而最開始，需要你在意識裡，跟老師連接和相信自己會成為那樣的人。

我的學習經歷就是先拜師，然後就出去做公司、遊蕩。老師就在家裡等著，那麼多年我也不來，直到老師駕鶴西去，我才後悔，再後來在睡前重新與他「溝通」。

慢慢的，我後來就去考中醫師資格證，也一步步朝著那個方向走。有些時候在臨床中，包括在治療失眠過程中，開處方偶爾會有神來之筆——它明明不是治療失眠的處方，但我認為它應該對這個人的症狀有效。第二天對方發微信給你：「效果太好了！」這種事情多了，你也覺得還挺亢奮的。

患者咳嗽，你透過針灸處理好，你就會越來越相信自己。你越相信，他就越覺得你可信。試想，一個覺得自己肯定能治好的人，和一個抱著嘗試態度的人，對患者來說，感受不一樣，人家把身體交給你，你怎麼能說「我試試看」？

醫生本身所表達出來的信心，對於患者很重要。但是這種信心要有基礎，就是大量的臨床的實證效果。

話又說回來，睡前要想清楚自己想成為的樣子，不光是要想形象（視覺），還要有聽覺、嗅覺。如果不能想像自己聞到這個味道，就借助一些輔助工具。

你有沒有試過，如果你天天聞一種香的味道，如果有一天你突然想它，就算沒真的聞到，卻感覺已經聞到了。音樂也是典型的例子，所謂餘音繞梁，比如我天天聽佛樂，這時有人把它關了，我卻覺得音樂還在響著。所以它到底在腦子以外，還是腦子內，我也分不清楚。有時候明明音樂是關著的，我只要坐在這裡，老覺得音樂還在。

再舉個例子，你剛從漂浮的船上下來，你會覺得站的地方都是飄忽的。因為大腦接受這個事情之後，它就有了慣性。這種慣性時間長了，就變成一種真實。佛家說，真在哪裡？真只不過是你以為真；假在哪裡？假的東西時間長了就是真。真的東西長得不像真的，它也就成了假的。很多好人之所以不受人喜歡，是因為他們「真」得有點假，或者說

「假」得有點真。

總之，睡前要全息的想像場景，如果不夠逼真，可以輔以味道。你去想這個場景，就聞這個味道，以後你不用聞了，透過想像也能「聞」到。音樂也是一樣，它造成了一種AR（增強現實）效果。有些是想的，有些是真的，但它們重疊在你的意識裡，時間長了就都真了，也是一種增強現實。

## 發大願，才有大力量

但是說遠一點，最後可能會出現另外一個問題：當你好不容易成為自己想成為的人，感覺卻很絕望怎麼辦？

我們以前境界低，見識少，夢想成為一個什麼樣的人，一下實現了之後就很悵然。我大學時夢想，以後有錢了怎麼辦——就到北京廣播學院（現在的中國傳媒大學）旁邊那條又髒又破的街道，買十個雞腿、一箱可樂。左手一個雞腿，右手一個雞腿，橫吃；可樂一半拿來喝，一半拿來泡腳。我兒子有一天也這麼說：等以後有錢了，就用可樂裝滿游泳池，想喝就喝，想游就游，在可樂裡面游泳；臥室裡床都是巧克力、蛋糕做的，醒了之後就吃了床腿。他覺得這已經是完美的人生了。

如果我們小時候境界太低，夢想很快實現了呢？

這是一個很悲劇的事情，實現了怎麼辦？想新的是吧？太浪費了。這就應了喇嘛宗薩蔣揚欽哲仁波切說過的話，他說很多人如果很容易達到目標，就會馬上想新的，這時候他們的身體就陷入一種空虛，還沒有來得及享受這個快樂，就充滿了新的欲望，這個欲望會帶來一種新的不滿足感。而那種實現之後的空虛、落寞和快樂，他們都沒有機會體驗。

應該怎麼辦呢？他說首先要發大願（按：發願，就是內心的願望、對自己的成長有要求），因為大願才能幫助你。

所謂「取法乎上，得乎其中」。你不能只為自己發那種很個人、很小的願望，這種願望力量不夠。而當你心裡有宏大的故事線時，自然能整合更多資源，找到更多同伴。如果你的夢想裡就只有自己，所有言行舉止都圍繞自己展開，別人也感受得到，那別人為什麼要幫你？但是如果你的夢想是幫助很多人，也會透過你的言行舉止自然而然散發出來，別人也能感受到。

所以一個人千萬要有宏大的故事線，你在這個宏大故事線裡扮演什麼角色，才談得上有意義。如果沒有一個超越個人、相對寬廣的背景，那麼你所做的事就不是很重要，而且缺乏力量。

我看到的每個領域裡面最優秀的人，都有這種特質。就是要把自己的理想融入到為人民服務中。

這話千真萬確，但是不知道為什麼，當年學校老師講給我們聽，沒有讓我們產生那種興奮感，這太可惜了。他們怎麼把真的東西講得那麼假？這是一個悲劇，可能只有一個原因，就他們自己並不夠相信這個道理。

## 「夢」的故事線應該宏大而歡樂

首先，一定要把自己的每天做的「夢」放在一個大的故事背景下，然後考慮自己的角色是什麼，才會清楚。其次，這個故事應該充滿歡笑，不需要那麼悲壯。有些人喜歡做悲壯的夢，這很可怕。

比如，我有個朋友每次談戀愛最後都被劈腿、被甩，她覺得很鬱悶。她的好朋友就告訴她：這完全是因為她小時候看太多瓊瑤劇，期待每一段戀愛裡面，自己都是那個受傷的女主角，浪漫的邂逅一個白馬王子。結果自己被拋棄，然後在雨夜裡哭泣。這形成了一種悲劇的美學效應。

我中學時代天天聽臺灣歌手齊秦的歌，被深刻的洗腦。齊秦寫的歌都有些悲傷，窗外又飄著小雨，聽得我還沒戀愛，就已經深度失戀——我當時還沒迎來初戀，就天天聽著失戀歌，導致我的頻繁失戀其實是一種「結構性悲劇」：每次沒談之前就已經覺得自己失戀、被拋棄，因為開始進入狀態，所以我對戀愛產生一種強烈的恐懼，覺得自己註定要被拋棄。

我花了很多年修復自己，今天「勇敢的」說出自己悲慘的命運，讓大家引以為鑑。我朋友也是這樣，瓊瑤劇看多了，老覺得自己會被劈腿，被富家公子拋棄，成為那個灰天鵝。就像有些人韓劇看多了，老覺得自己會得白血病離世。故事裡面那種悲慘、悲情、悲壯，我們在電影和電視裡面看到太多，會形成一種暗示。

還有一個真實案例。我同學某天帶著孩子在街上走，結果跑過來一個人說：「這孩子相貌莊嚴，骨骼清奇，來參加我們劇組吧。」我朋友要他走開。那人說：「不騙你，你明天到某飯店，導演馮小剛和演員徐帆都在，他們倆假不了吧？」

我朋友第二天就去了，果然馮小剛在，一看這小孩覺得挺好，轉頭問徐帆，徐帆說行，就他了。那孩子因此參演了《唐山大地震》。

我同學當時覺得，讓小孩子有演戲體驗也不錯。但後來他卻有點後悔，他說他兒子演《唐山大地震》後，幾十次從泥巴堆裡拉出來，搞什麼生離死別。演完之後，孩子簡直從兒子變成了爺爺，參破生死的樣子。

所以，不要讓小孩子去看那麼多的悲劇，偶爾看看，把它當作預防針倒沒什麼關係。但若長期看，它就變成一種暗示，進入人的深度意識之後，人就活在悲劇裡了。其實人生完全沒必要活成一個悲劇，即便是一個悲壯的英雄劇。你只需要活成一個快樂的輕喜劇，就可以了。

很多經歷過大事的人，身上都有一種舉重若輕的輕喜劇感。我認識一些老革命英雄，也出生入死過，但你會覺得他身上充滿那種特別美好的輕鬆感。

寫這篇文章的前一晚，我還訪問了中國著名歷史學家葛兆光、戴燕夫婦。這兩位都是歷史學教授，年齡約六、七十歲。葛太太頭髮有點花白，講起歷史來透著深厚的學術底蘊，但那個表情就像個小女孩。而葛教授就跟小男孩一樣。兩個有一點灰白頭髮的小男孩、小女孩在你面前坐著，那種感覺特別美好。他們的研究物件是歷史，他們活在歷史裡面，而在宏大的歷史中，他們真的就是小孩子。

我們坐下來，他們第一句話就是「你好，年輕人」，我說：「不年輕了，奔五十了。」他們還說之前鳳凰衛視的事，我回那是二十年前的事了，他們就對視一笑，說「我們倆平常講的都是五十年前的事。」

所以，做自己的「夢」，故事線的背景要宏大，情緒基調也要歡樂。愛看電影的人都知道，多數電影配樂都有反覆的一個旋律，可能會使用不同的樂器、不同的速度、不同的方式在不同的場景中重複出現，每次都有變化，但是一直會出現，這樣就形成了整部電影的情緒基調。

我們在做自己的「夢」時，要記得除了故事情節之外，情緒基調也很重要。其實，人生不過是用一系列故事來活出自己的情緒，最後只是活個情緒而已。

談戀愛為了什麼？不就是為了一個情緒。如果談戀愛只會給你帶來悲劇，你會覺得談戀愛能幹什麼，還不如不開始。後來我開始聽李宗盛的歌了——中年男人對自己人生的悲嘆。最近則是聽我兒子聽的那些歌〈五環〉、〈沙漠駱駝〉，因為我覺得一個人有了孩子，就該抓住機會重新年輕一次。

所以用新的情緒基調去覆蓋舊東西。有的人會試圖刪除，可刪除是極難的技能。多數人只能做到覆蓋，用新的習慣覆蓋舊的習慣，用新的想像覆蓋舊的想像，用新的故事覆蓋舊的故事。雖然在某個夜深人靜的時分，舊東西還是會浮出來，但是人還是可以朝新的方向前進。

人生彷彿一個圓環套一個圓環，中間有沒有一根軸去貫穿它呢？可能沒有，也就是說，未來的你是你想像的結果，過去的你，也是你想像的結果，當下的你，還是你想像的結果，僅此而已。而你的想像，是你可以自己決定的。

## 主動造夢，重構人生

很多人會說，這到底跟精神分裂症有什麼區別？

其實站在古人的角度，看見街上有個人對著天空，一邊揮手，一邊在說話，一會兒哭，一會兒笑，一定覺得那人是瘋子。他全然不知道這個人戴了一個藍牙耳機，在和老婆吵架。在古人眼中，他就是個瘋子。而在十年前的人看來，我們現在所有人都是網癮患者。很多時候它是階段性的，所謂病，是一陣陣的，所以不要認為這個病有多嚴重。你相信了，大家都相信了，它就不是病。

所有人都一樣，都是活在想像當中時，它就不是病了。最典型的例子，就是當你活在網路上時，你覺得自己在指導著中美關係、全球貨幣戰爭，那一剎那你是完全真實的。你為什麼不覺得假呢？很多人都這樣，線下生活潦倒，論壇裡拿起鍵盤就是王者，誰都敢罵。所以當所有人都變成鄉民，鄉民就不存在了。

當所有人都同時生活在真實和虛擬實境中時，就沒有真實與虛擬的區分了。在可見的將來，我們絕大部分人的大部分時間都活在虛擬世界裡。

我兒子八歲生日那天，早上醒來，伸了個懶腰，說了一句話，當時把我們驚到了。他說：「原來剛才是一場夢。」

他早上做一個夢，他在夢裡追逐打鬧，把自己搞得滿頭大汗。醒來之後，伸懶腰說「原來是一場夢」。

一樣的道理，當我們主動去造夢時，就可以開始重新構架自己的人生，也就是說在夢裡找出更好的自己。

國家圖書館出版品預行編目（CIP）資料

睡・覺：從改變身體到掌控環境，從入睡到覺醒，讓睡眠成為可控制的行為，不用吃藥，睡出高效率。／梁冬著 .
-- 初版 . -- 臺北市：任性出版有限公司，2022.03
336 面；17×23 公分 . --（issue；35）
ISBN 978-626-95349-5-1（平裝）

1. 睡眠障礙症　2. 中醫治療學

413.342　110021595

issue 035

# 睡・覺

從改變身體到掌控環境，從入睡到覺醒，讓睡眠成為可控制的行為，不用吃藥，睡出高效率。

作　　者／梁冬
責任編輯／陳竑悳
校對編輯／張祐唐
美術編輯／林彥君
副總編輯／顏惠君
總 編 輯／吳依瑋
發 行 人／徐仲秋
會　　計／許鳳雪
會計助理／李秀娟
版權經理／郝麗珍
行銷企劃／徐千晴
業務助理／李秀蕙
業務專員／馬絮盈、留婉茹
業務經理／林裕安
總 經 理／陳絜吾

出 版 者／大是文化有限公司
臺北市衡陽路 7 號 8 樓
編輯部電話：（02）23757911
購書相關資訊請洽：（02）23757911 分機 122
24 小時讀者服務傳真：（02）23756999
讀者服務 E-mail: haom@ms28.hinet.net
郵政劃撥帳號／ 19983366 戶名／大是文化有限公司

香港發行／豐達出版發行有限公司
Rich Publishing & Distribution Ltd
香港柴灣永泰道 70 號柴灣工業城第 2 期 1805 室
Unit 1805, Ph.2, Chai Wan Ind City, 70 Wing Tai Rd, Chai Wan, Hong Kong
Tel：21726513　Fax：21724355
E-mail：cary@subseasy.com.hk
法律顧問／永然聯合法律事務所

封面設計／孫永芳
內頁排版／邱介惠
印　　刷／緯峰印刷股份有限公司
出版日期／2022年3月初版
定　　價／新臺幣 400 元
I S B N ／ 978-626-95349-5-1
電子書 ISBN ／ 9786269571000（PDF）
9786269571017（EPUB）